Nervosität und Angst

Seelennöte auf dem Weg zur Freiheit

Harald Haas

Einleitung

Psychische und psychosomatische Erkrankungen wie Ängste, Depressionen und Nervosität nehmen in den postindustriellen Ländern rasant zu. Gleichzeitig treten vermehrt neue Wahrnehmungsfähigkeiten auf, deren Phänomene der Hochsensibilität zugeordnet werden können. Wie zeigen sich die heutigen Seelennöte? Was sind ihre Hintergründe? Wo liegen ihre menschheitsgeschichtlichen Ursprünge? Und wie können sie überwunden werden? Diesen Fragen widmet sich das vorliegende Heft.

Schilderungen von Rudolf Steiner werden durch aktuelle Forschungsergebnisse und eigene Erfahrungen ergänzt, wodurch ein eindrückliches Bild der jetzigen Menschheitsentwicklung mit ihren seelischen Nöten und Gefährdungen entsteht. Diese Ausführungen bilden die Grundlage für die heilsamen Aspekte des anthroposophischen Schulungswegs und der aktuellen achtsamen Therapieansätze.

Zunächst wird das neue Erleben des Christus und die Hochsensibilität im Verhältnis zur Nervosität dargestellt. Nach der Beschreibung der Hintergründe, die zu den zahlreichen Formen von Nervosität führen, folgt eine Einführung in die Nervositätsübungen Rudolf Steiners, in den achtgliedrigen Pfad und in die Entwicklung des Herzdenkens. Im letzten Teil dieses Heftes werden die verschiedenen von Steiner angegebenen Angstformen vorgestellt sowie Hinweise auf anthroposophische Übungen und andere Achtsamkeitstherapien gegeben. Im Zentrum stehen die differenzierte Sicht auf die menschlichen Entwicklungstatsachen (Seiten 5–9, 11–15) und die verschiedenen Übungselemente (Seiten 21–34), die Voraussetzung für die anthroposophische Therapie sind: sowohl für die mehr leiborientierten, medikamentösen als auch für die künstlerischen, psychotherapeutischen und spirituellen Behandlungsformen.

Eine wissenschaftliche Begründung der auf geisteswissenschaftlicher Erkenntnismethode beruhenden Forschungsergebnisse Rudolf Steiners findet sich in der kürzlich erschienen Textsammlung «Seelenwissenschaft. Anthroposophie als Grundlage der Psychotherapie», die vom Autor dieses Heftes eingeleitet und kommentiert ist.* Zu den Fragen des anthroposophischen Schulungswegs sei auf das von Andreas Neider herausgegebene Büchlein «Andacht und Achtsamkeit. Stufen des Wahrnehmens» hingewiesen, in denen er die wichtigsten Texte von Steiner zu diesem Thema zusammengestellt hat.

---

* Siehe weiterführende Literatur Seite 46f.

Wege aus Angst und Depression

Mit Blick auf die Häufigkeit, in der Ängste und Depressionen in den verschiedenen Ländern auftreten, kam die Kulturpsychiatrie zu folgenden interessanten Resultaten:[1] Vor der Industrialisierung lag die Zahl der Menschen, die im Laufe ihres Leben an psychischen Erkrankungen litten, bei 5 bis 10 Prozent. In der Zeit der Industrialisierung, deren Entwicklung sich heute zum Beispiel in Süd- und Osteuropa wiederholt, stieg diese Zahl auf 10 bis 20 Prozent. In den postindustriellen Ländern Mittel- und Nordeuropas sowie in den USA hat sich dann dieser Anteil mit 20 bis 40 Prozent in den letzten Jahrzehnten markant erhöht. Dies bedeutet, dass sich diese Krankheiten mit der Industrialisierung und dann mit dem Schritt zur postindustriellen Dienstleistungsgesellschaft jeweils etwa verdoppelten. Unsere gegenwärtige weltwirtschaftliche Entwicklung provoziert offensichtlich ein zunehmendes seelisches Leiden.

Kürzlich wurde in den Medien publik, dass die Zahl der Suchterkrankungen in den USA in den letzten Jahren enorm zugenommen hat. Der typische Verlauf einer «Suchtkarriere» gestaltet sich folgendermassen: Zunächst bekommt der Betroffene wegen einseitigen körperlichen Belastungen und Verspannungen Schmerzmittel ärztlich verordnet, die nach einer gewissen Zeit durch stärkere Opiate ersetzt werden, ohne die der Betroffene nicht mehr sein kann. Mit der Zeit führt diese Abhängigkeit jedoch zur illegalen Drogensucht mit entsprechendem gesellschaftlichem Absturz.[2]

Seit Ende der 1950er-Jahre versuchte man der Zunahme an psychischen Leiden mit Antidepressiva und Anxiolytika (angstlösende Mittel) zu begegnen, da die individuellen psychotherapeutischen Behandlungsmöglichkeiten in der ärztlichen und psychologischen Praxis und der Klinik nicht mehr ausreichten. Interessanterweise fand man all diese Medikamente nur durch Zufall bei der Erforschung von Medikamenten für körperliche Erkrankungen. Die Prophezeiungen der Hirnforschung, die bereits in den 1960er-Jahren revolutionierende Forschungsergebnisse versprachen, führten in den letzten vierzig Jahren nicht zu neuen «Wirkprinzipien» oder Medikamenten. Als Konsequenz haben die meisten Pharmakonzerne die Forschung in diesem Bereich aufgegeben. Nur noch wenige versuchen nach dem «Systemkonzept der Gehirnfunktion»[3] Psychopharmaka zu entwickeln.

Das wohl Wahnwitzigste der aktuellen Hirnforschung ist das «Human Brain Project» der EU und der Schweiz mit dem Forschungsmittelpunkt an der ETH Lausanne, wo mit Milliarden Steuergeldern das ganze menschliche Gehirn mit Computermodellen simuliert werden soll. Es ist wohl un-

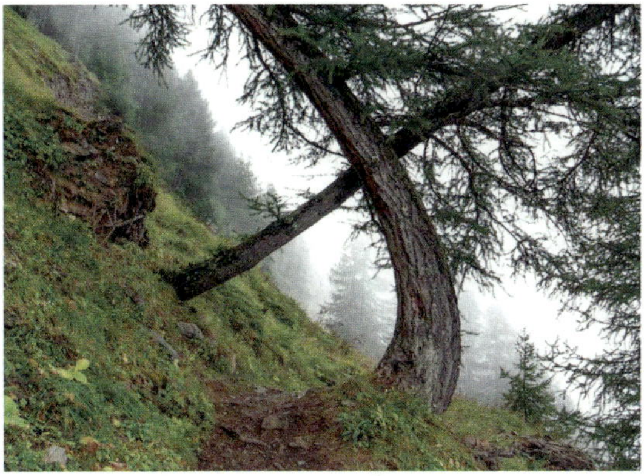

schwer vorauszusehen, dass dieses Unterfangen kaum medizinisch relevante Konsequenzen haben wird. Es wird ähnlich sein wie das inzwischen abgeschlossene «Human Genom Project», bei dem behauptet wurde, dass durch die Entschlüsselung des menschlichen Erbgutes schwere Erb- und andere Krankheiten zukünftig behandelt werden könnten, was aber nicht so erfolgt ist. So kann man davon ausgehen, dass das Ergebnis des Gehirnprojekts eher in der technischen Entwicklung des Zusammenwirkens von Mensch und Maschine liegen wird, wie dies Rudolf Steiner schon als eine unvermeidbare Tatsache der Menschheitsentwicklung vorausgesagt hat.[4]

Ursprünge der seelischen Nöte

Wo liegen nun die menschheitsgeschichtlichen Ursprünge der seelischen Belastungen, die in der heutigen Zeit immer häufiger auftreten? In der «Geheimwissenschaft im Umriss» stellt Rudolf Steiner die Weltentwicklung im Zusammenhang mit der Menschheitsentwicklung dar. Schon zu Beginn der Menschheitsentwicklung sieht er die Ursachenkräfte wirken, die zu den heutigen seelischen Belastungen und Ängsten, zu Irrtum, Furcht und Angst führen. Dabei betont Steiner, dass diese Ängste und Unsicherheiten des seelischen Erlebens «Begleiterscheinungen der Entwicklung des Menschen auf dem Weg zur Freiheit» sind.[5]

Auf dem Weg zur individuellen Freiheit gerät der Mensch laut Steiner in Auseinandersetzungen mit zunächst hindernden Wesen, die der seelisch-geistigen Welt angehören. Diese sind als Widersacherwesen nicht einfach «böse», wie dies oftmals beschrieben wird. Sie sind von der göttlichen Weltenlenkung zugelassen und dienen schliesslich der Entwicklung des Menschen. Dies hatte schon Goethe im ersten Teil seines «Faust» erfasst, wo er Mephisto sprechen lässt: «Ich bin ein Teil von jener Kraft, die stets das Böse will und stets das Gute schafft.»

Weiter führt Rudolf Steiner aus, dass sich in den Jahren 1842 bis 1879 ein entscheidender Kampf in der geistigen Welt abspielte, bei dem der Erzengel Michael die übersinnliche Welt von diesen Widersacherwesen «gereinigt» habe und sie deshalb in die Seele der Menschen stürzten. Das Verständnis für diese geistigen Ereignisse können sehr hilfreich sein, um die sich bereits damals ausbreitende Nervosität und die aufkommenden Ängste sowie das Auftreten spezifischer psychiatrischer Behandlungsformen wie die Hypnose und die Psychoanalyse Sigmund Freuds zu verstehen. Für die spirituelle Betrachtung der Angstphänomene ist es somit notwendig, dieses Wirken der geistigen Wesen mit einzubeziehen (Seiten 35–40).

Gleichzeitig zu dieser verstärkten Wirkung der Widersacherwesen in der menschlichen Seele und auf den menschlichen Leib vollzog sich eine Lockerung der Wesensglieder sowie der Seelenkräfte von Denken, Fühlen und Wollen. Diese manifestieren sich auf zweierlei Weise: einerseits als verstärkte Assoziation, als neurotisches «Ineinanderpurzeln», und andererseits als Lockerung, als Dissoziation, wenn das «Ich» nicht (mehr) in der Lage ist, die Seelenkräfte in ihrem Zusammenwirken zu ordnen.[6] Das Unharmonische in der Aussenwelt könne dabei, so Steiner, zu Hysterie und Ähnlichem als Zeichen der Nervosität führen.[7]

Als weitere wichtige Veränderung beschreibt Rudolf Steiner, dass sich seit 1721 das «Ätherherz» vom physischen Herzen loslöst.[8] Bis ins Jahr 2100 wird sich das «Ätherherz», das «zwischen» dem physischen Herzen und dem Herzchakra liegt, bei allen Menschen gelöst haben. Die Jahreszahl 1721 als Beginn dieses Prozesses erscheint zunächst rätselhaft, da Steiner keine Person angibt, bei der sich dies zuerst ereignete. Der anthroposophisch orientierte Musikwissenschaftler und Musiker Steffen Hartmann hat sich mit diesem Thema beschäftigt.[9] Er vermutet, dass sich der Beginn dieses Loslösungsprozesses bei Johann Sebastian Bach (1685 bis 1750) bereits direkt ausgewirkt habe. Im Jahr 1720 musste Bach nach einer zweimonatigen Reise aus Karlsbad zurückkehrend erfahren, dass seine Gattin Maria Barbara nach kurzer Krankheit gestorben und schon bestattet worden war. Dieses Ereignis muss wohl ein grosser Schock für ihn gewesen sein. 1722 vollendete er zwei bedeutende Kompositionen, das «Wohltemperierte Klavier», mit seinen zwölf Präludien und Fugen in allen zwölf Dur- und Moll-Tonarten und die sechs «Brandenburgischen Konzerte». Die zwölf Tonarten können als Wirkprinzipien der zwölf Tierkreiskräfte gesehen werden, für die Bach in dieser Situation empfänglich wurde. So kann man zu der Ansicht kommen, dass Bach erst diese geistige Veränderung brauchte, um seine genialen Kompositionen realisieren zu kön-

Chakren (Lotusblumen)

Als Chakren oder Lotusblumen mit einer bestimmten Anzahl von Blättern werden in der Geisteswissenschaft seelische Wahrnehmungsorgane für übersinnliche Realitäten verstanden. Die wichtigsten, über die Rudolf Steiner sich äussert, sind das 2-blättrige Stirn-, das 16-blättrige Kehlkopf-, das 12-blättrige Herz-, das 10-blättrige Solarplexuschakra und das 6-blättrige Chakra im Sakralbereich. Im weiteren Text wird darauf noch näher eingegangen. Rudolf Steiner beschreibt den Sitz und das Aussehen dieser Energiezentren als übersinnliche Wahrnehmungs- und Erkenntnisorgane und gibt auch zahlreiche Übungen zur Bewusstmachung und Entwicklung dieser Seelenorgane an.[10] Die Chakren sind auch in der östlichen Tradition Energiezentren im Äther- und Astralleib, die eine grosse Rolle für die leiblich-seelische Gesundheit spielen. Im Wesentlichen werden dort sieben solcher Energiezentren beschrieben, die sich als Organe des Äther- und Astralleibs in der Nähe der entsprechenden Körperregionen befinden: Wurzelchakra, Sakralchakra, Solarplexuschakra, Herzchakra, Kehlkopfchakra, Stirnchakra und Scheitelchakra.

nen. Diese frei werdenden Ätherherzkräfte werden die Grundlage für das zukünftige Herzdenken sein, wodurch immer mehr Menschen lichtvolle, spirituelle Gedanken haben werden. Hartmann fasst diese Entwicklung folgendermassen zusammen: «Durch die Loslösung des Ätherherzens vom physischen Herzen entsteht eine grosse spirituelle Aufgabe und in unserer Zeit zunehmend eine gesundheitliche Not und eine menschenkundliche Problematik. Das feinere Wesensgliedergefüge der Menschen droht im Herzbereich durcheinander zu geraten.» So sieht Hartmann in Bachs «Wohltemperierten Klavier» eine musikalische Antwort auf dieses Problem. Der Aufbau dieses Werkes sei – als Prozess durchlebend – so, dass diese Musik Einseitigkeiten ausgleiche, harmonisieren und gesunden könne, da es die menschlichen Herzkräfte auf einer höheren Ebene «besingt».

Als Folge dieser Entwicklung können meiner Ansicht nach die neuen Wahrnehmungsfähigkeiten gesehen werden, die heute als Hochsensibilität verstanden werden. Ausserdem kann in diesem Zusammenhang das vermehrte Aufkommen von Nervosität und Ängsten, insbesondere auch die als Aufmerksamkeits-Defizit-Störung bezeichneten Erkrankungen, festgestellt werden. Dass sich diese neuen seelischen Phänomene der Hochsensibilität im letzten Jahrhundert stark vermehrt haben, war Thema des dritten Kongresses über Hochsensibilität 2017 in der Schweiz (www.hsp-kongress.ch). Dort wurde auch eine interessante Entwicklung aufgezeigt: Während noch C. G. Jung[11] um die Mitte des 20. Jahrhunderts die Zahl der hochsensiblen Menschen auf 10 Prozent schätzte, bezifferte Eliane N. Aron,[12] die Begründerin der wissenschaftlichen Auseinandersetzung mit der Hochsensibilität, diese bereits auf 20 Prozent. Und die neuesten Untersuchungen von Michael Plüss, Professor für Psychologie an der Queen Mary University von London, errechneten sogar einen Anteil von 30 Prozent.

Das grösste Geheimnis der Menschheitsentwicklung ist laut Rudolf Steiner die Wiedererscheinung des Christus in einer nicht sinnlichen, sondern elementar-ätherischen Gestalt ab dem Jahr 1933.[13] Selbstverständlich ist das Erleben dieses Ereignisses nicht an eine Religionszugehörigkeit gebunden, sondern kann von allen Menschen erfahren werden. In der Zwischenzeit gibt es zahlreiche Erfahrungsberichte zu diesem Thema,[14] die die Prophezeiungen Steiners bestätigt haben. Die Wirkung dieses Erlebens kann so beschrieben werden, dass eine grössere Selbstsicherheit und Orientierung auf das Wesentliche im Leben erlangt wird. Insbesondere schildert Steiner dazu, dass es den Menschen dadurch möglich werde, eine Fähigkeit und Kraft zu entwickeln, der immer stärker werdenden Mechanisierung und wohl auch der fortschreitenden Digitalisierung

Die vier Wesensglieder	
Physischer Leib	fester, mineralischer Körper des Menschen, der nach dem Tod zerfällt, wenn sich der physische Leib vom ätherischen Leib trennt.
Ätherleib	auch Lebens- oder Bildekräfteleib genannt; er bildet und belebt den physischen Leib, steuert und hält alle Lebensfunktionen wie Wachstum, Ernährung, Fortpflanzung aufrecht. Die ätherischen Kräfte bilden die Grundlage für Heilung, Gesundheit und Regeneration.
Astralleib	mit ihm ist die seelische Innenwelt des Menschen, seine Gefühle und Emotionen verbunden.
Ich	der geistige Wesenskern des Menschen, der ihn zu einer autonomen, individuellen Persönlichkeit macht und ihm Bewusstseinsentwicklung ermöglicht.

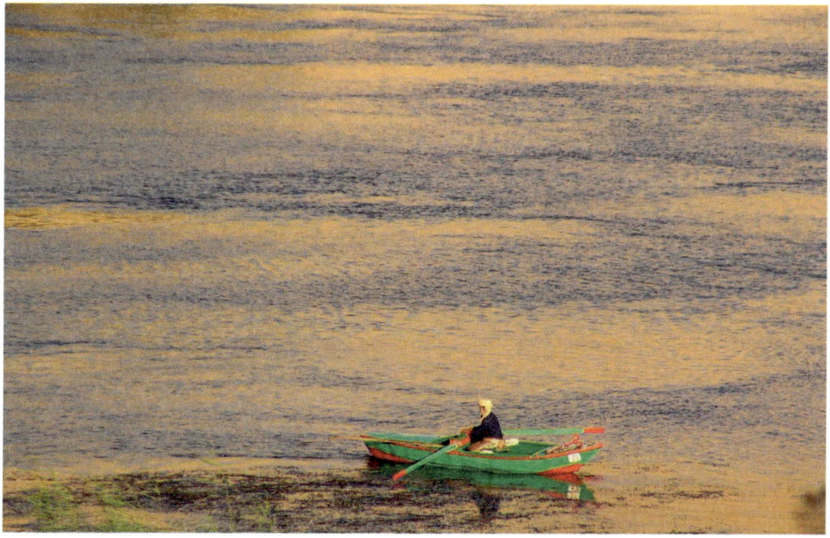

der Lebenswelt entgegentreten zu können,[15] um nicht der im Geistigen fassbaren «ahrimanischen» Kraft, die «hinter» den Maschinen und in der «künstlichen Intelligenz» der Computerwelt wirkt, ausgeliefert zu sein.

Selbsterziehung und Salutogenese

Welcher Weg und welches Bewusstsein führen zum Erleben des Christus im Ätherischen? Vielfach haben Menschen, ohne besonders danach zu suchen, diese Kraft besonders in Notsituationen erfahren. Aber es gibt auch ein bewusstes Streben danach, das in der Seelenentwicklung durch die anthroposophische Geisteswissenschaft gefunden werden kann. Rudolf Steiners Äusserungen können auch als Ausdruck dieser Geistigkeit angesehen werden. Konkret kann jeder Geistsuchende an diese Geistigkeit anknüpfen, wenn er Steiners Schriften studiert oder insbesondere Übungswege zur Erfahrung des Übersinnlichen beschreitet. Steiners Weg schliesst an die Tradition der abendländischen Philosophie, vor allem an die Vertreter der Deutschen Klassik Schiller und Goethe, an und formuliert neu die Übungswege, ähnlich wie sie in der asiatischen Tradition besonders im Buddhismus seit dem frühen 19. Jahrhundert auch in Europa bekannt wurden. Die Übungen zur Selbsterziehung bestehen aus Meditation und Konzentration, der Besinnung auf die Wahrnehmung von Naturvorgängen, der eigenen Leiblichkeit, eines Gedankens oder Gefühls sowie einer bewussten Tätigkeit.

Bereits im Altertum wurde die Selbsterziehung auch «Selbstkultivation oder Anthropotechnik» (siehe Peter Sloterdijk[16]) genannt und als salutogenetische Notwendigkeit des Erwachsenen angesehen. Marco Bischof hat darüber eine Übersicht in seinem 2010 erschienenen Buch «Salutogenese – unterwegs zur Gesundheit» (im Kapitel Gesundheitskultur und Selbstkultivation) gegeben. Er beschreibt darin, dass das Thema in der neueren Philosophie unter anderem von Michel Foucault, Gernot Böhme und bei Peter Sloterdijk wieder aufgegriffen wurde, die es auf antike und östliche Weisheitsursprünge zurückführen. Auch das Werk Rudolf Steiners enthält zahllose Angaben zur Selbstentwicklung, nicht nur in Bezug auf die Erlangung übersinnlicher Erkenntnisfähigkeiten, sondern auch zur Verbesserung des gesundheitlichen Befindens und im Umgang mit dem äusseren Leben.

Rudolf Steiners Grundgedanken zu Erziehung und Selbsterziehung im Zusammenhang mit Gesundheit und Krankheit finden sich heute in Studien zur Patho- und Salutogenese beziehungsweise Hygiogenese. Dabei ist es eindrücklich, dass sich die Idee der Salutogenese, die erst in den 1960er-Jahren vom amerikanisch-israelischen Medizinsoziologen Aaron Antonovsky geprägte wurde, so schnell in den verschiedenen therapeutischen Bereichen verbreitet hat. Salutogenese erscheint als neues Paradigma, hat aber bei näherer Betrachtung doch weiter zurückliegende und vielfältige Ursprünge.

Als aktuelles Zeitphänomen kann beobachtet werden, dass meditative Übungen besonders in der Psychotherapie als Standardtherapiemethode angewendet werden. Wissenschaftlich breit anerkannte Beispiele sind die auf Achtsamkeitspraxis beruhende Gruppentherapie zur Stressbewältigung nach Jon Kabat-Zinn (Mindfulness-Based Stress Reduction, MBSR) und die Akzeptanz- und Commitment-Therapie (ACT), die seit einigen Jahren auch im deutschsprachigen Raum in der ambulanten und stationären Psychotherapie praktiziert werden.

Erleben des Christus verwandelt Nervosität

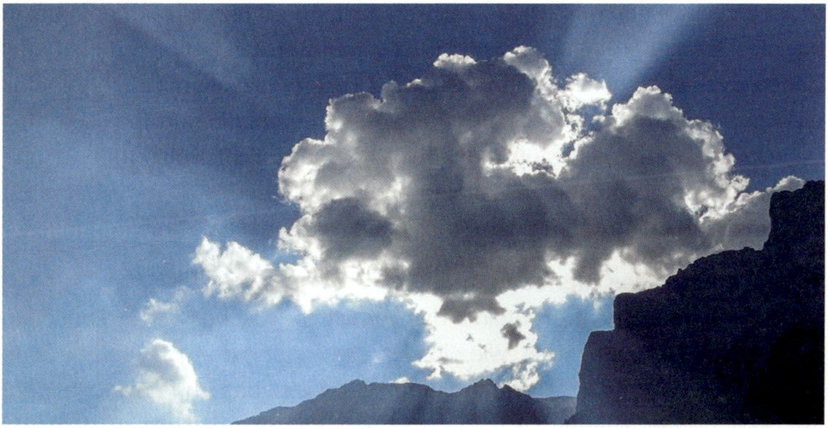

Als wesentliche Gegenkraft zur Überwindung der Nervosität schildert Rudolf Steiner das Erleben des Christus im Ätherischen. Da dieser Aspekt für diese Betrachtungen so bedeutend ist, sollen im Folgenden wichtige Angaben aus einem Vortrag Rudolf Steiners in Stuttgart vom 14. November 1920[17] referiert werden. Diesen Vortrag hielt er zwei Jahre nach dem Ende des Ersten Weltkriegs. Darin greift er zuerst die Zeitsituation in Bezug auf die Entwicklung der benutzten technischen Kräfte auf, die damals in Pferdekraftjahren angegeben wurden. So konnte festgestellt werden, dass vor Beginn des Ersten Weltkriegs so viel technische Kraft in Deutschland benutzt wurde, wie wenn neben jedem Menschen im Durchschnitt eine Pferdekraft tätig gewesen wäre. Vergleicht man dies mit der Menge an technischer Kraft, die durch die Technisierung und Mechanisierung in den Industriestaaten erfolgte und dann in den letzten Jahren vor allem in den postindustriellen Ländern durch die Computerisierung und Digitalisierung geschehen ist, wurde eine Steigerung ins Immense vollzogen.

Steiner stellt dann das Wirken der luziferischen den ahrimanischen Wesen gegenüber. Die luziferischen Wesen wollen den Menschen durch Illusionen von der Erde wegziehen, sodass er sich nicht mit der irdischen Welt verbindet. Die besonders seit der Neuzeit wirkenden ahrimanischen Wesen, erdgebundene, intelligente Maschinenkräfte, wollen den Menschen an das Materielle binden und ein geistiges Fortleben nach dem Tode verunmöglichen. Steiner geht dann auf das Erleben der elementaren Wirklichkeit in der Natur ein, die die heutige Wissenschaft nicht mehr anerkennt. Auch beschreibt Steiner das unterbewusste Wirken der technischen Kräfte. Das Bewusstsein für die Wahrnehmung des Geistigen in den Naturerscheinungen wurde getrübt; dafür hat sich unsere intellektualistische Auffassung, die heutige Wissenschaftlichkeit, entwickelt. So hält sich der Mensch für «aufgeklärt» und betrachtet es als Aberglauben, wenn geistige Wesen in den Naturerscheinungen beobachtet werden. Das sei auch der Grund, dass er nicht die in der Technik wirkenden ahrimanisch-dämonischen Wesen erleben könne. Diese wirken dennoch im Unterbewussten; die Folge davon sei, dass «heute in den Technizismen die dämonischen Gewalten rumoren; sie wirken im Menschenwillen weiter und der Mensch bequemt sich noch nicht, dieses anzuerkennen.»

Technisierung des Menschen

Im Weiteren charakterisiert Steiner das Verhältnis zwischen den luziferischen und ahrimanischen Kräften, wie sie sich seit Beginn des 19. Jahrhunderts zeigen. Das Luziferische sei mehr in den Gefühlen, das Ahrimanische mehr im menschlichen Verstand wirksam. Der ahrimanische Einfluss werde heute mit der Entwicklung von technischen Geräten immer bedeutsamer. Als Hilfe gegenüber dieser Entwicklung hat Steiner das Christus-Ereignis in der ersten Hälfte des 20. Jahrhunderts erwartet. Die Menschen hätten damit die Möglichkeit erhalten, sich mit dieser Christus-Kraft zu durchdringen und «in der richtigen Weise das notwendige Heraufziehen der ahrimanischen Mächte auf sich wirken zu lassen». Das Unglück unserer Zeit bestehe darin, «dass die Menschen hineinsegeln in das Ahrimanische, ohne durch die Christus-Kraft getragen zu sein».

Nach wie vor ist es «ein grosses Unglück unserer Zeit», so Steiner, wenn die Verbindung zum Christus als Schutz vor dem Ahrimanischen nicht gesucht wird. Eine Konsequenz des Nicht-Aufnehmens der Beziehung zum ätherischen Christuswirken ist die Ignoranz der heutigen Wissenschaft gegenüber den menschlichen Qualitäten. Die Bezeichnung des Menschen als «nackter Affe»[18] kann als Tiefpunkt der heutigen wissenschaftlich-materialistischen Ansicht vom Menschen als «höheres Tier» angesehen werden.

Nun schildert Steiner, wie sich bereits in seiner Zeit die Technik auf die menschlichen Beziehungen in der Arbeitswelt auswirkte. Eine deutliche Entfremdung sei unter den Menschen entstanden, insbesondere zwischen Arbeitgeber und Arbeiterschaft. Diese Spannungen im Arbeitermilieu führten immer wieder zu Streiksituationen und revolutionären Bewegungen, die sich direkt aus der Arbeiterschaft entwickelt hatten, aber so nicht von den führenden Wirtschaftsleuten erwartet wurden; diese hatte aber bereits Steiner vorausgeahnt.

Die materialistisch geprägte Auffassung der Arbeitswelt, wie es sich in den kapitalistischen und sozialistischen Systemen und in der heutigen Shareholder-Mentalität der postmodernen Dienstleistungsbetrieben zeigt, kann als die Menschenwürde missachtend und als gefährlich bezeichnet werden. Diese Auffassung führte zu den massiven Umwälzungen in Russland und China, bei denen durch die «Auslöschung der Bourgeoisie» mehr Menschen ihr Leben verloren als in den beiden Weltkriegen zusammen.

Das Tragische ist, dass die menschlichen Verhältnisse inzwischen derart stark von der Industrialisierung und Technisierung bestimmt sind, wodurch laut Steiner ein unterbewusstes Rumoren des Ahrimanischen hervorgerufen wird.

Verwandeln der Seelennot

Dieses unterbewusste Wirken der intellektuellen, materialistischen Unwahrhaftigkeit und die Technisierung hat laut Steiner zur Folge, dass sich eine melancholische Grundstimmung bei den Kindern bereits zu Beginn des 20. Jahrhunderts zeigte. Diese Stimmung wirkte in den nachfolgenden Generationen weiter, bis sie sich heute als Nervosität offenbarte. Bekannteste Ausformungen davon sind die Aufmerksamkeits-Defizit-Störung oder Hyperaktivität sowie die zahlreichen psychosomatischen Erkrankungen.

Eine Zunahme dieser Leiden konnte auch ich in den letzten zwanzig Jahren meiner Praxistätigkeit beobachten. Diese Tendenz spiegelt sich auch darin, dass es in der Schweiz immer mehr Burnout- und psychosomatische Kliniken gibt. Ebenso ist die Zahl der psychiatrisch, psychotherapeutisch und komplementärmedizinisch Tätigen in den letzten Jahrzehnten enorm gestiegen.

Man kann sich nun fragen: Welche Heilungswege gibt es? Steiner gibt hierfür eine Antwort in dem genannten Vortrag: «Da kommt noch ein anderes Gefühl, als was ich vorhin geschildert habe. [...] Das, was da die Seele in dem Unterbewussten vereinigt aus Technizismen heraus, aus den ahrimanischen Mächten, das reagiert herauf, kommt ins Bewusstsein herein als Gedanken, Ideen, aber es kommt als etwas herauf, was ähnlich ist der Furcht. Und zu der sehnsüchtigen Entbehrung wird man heraufkommen sehen bei den Kindern, die man in der Schule haben wird in den nächsten Jahren und Jahrzehnten, eine unbestimmte, aber deshalb nicht weniger lebendige Furcht vor dem Leben, die sich in Nervosität äussern wird, die sich in einem zappeligen, nervösen Wesen äussern wird – ich meine es handgreiflich. In der Anlage ist dasjenige, was ich schildere, schon heute da. [...] Es gibt keine andere Heilung für die Nervosität, die sich bei der aufwachsenden Generation geltend machen muss, als die Vorbereitung für das Christus-Ereignis von der ersten Hälfte des 20. Jahrhunderts.»

Im Weiteren beschreibt Steiner «die Sehnsucht nach dem Geistigen», die nur durch die Begegnung mit dem Christus befriedigt werden kann. Eine mögliche Begegnung mit dem Christus hat auch Konsequenzen für die weiteren Erdenleben der Menschen: Sie können ein neues Bewusstsein in die Zukunft mitnehmen. Findet diese Begegnung nicht statt, können die Menschen in eine ahrimanische Stumpfheit verfallen. Die Menschen sehen sich immer mehr als «höhere Tiere», die vor allem im Wirtschaftsleben eine Rolle spielen. Als Folge davon hätten sich melancholisch-depressive Stimmungen und psychosomatische Leiden, Steiner nennt es «Hypochondrie», ausgebreitet. Die meisten Menschen hätten nicht die Möglichkeit, das zu erfassen, was in ihrem Unterbewusstsein wie ein Aufdämmern von Erinnerungen aus früheren Erdenleben rumort und in ihnen ein Gefühl der Unbefriedigtheit mit der allgemeinen Zeitsituation sowie eine Sehnsucht nach geistigem Verständnis verursacht. Diese Sehnsucht führe aber gerade zur individuellen spirituellen Begegnung mit dem Christus und damit zum Schauen des Christus im Ätherischen. Dazu heisst es im Vortrag: «Die äussere Not wird sich in innere Seelennot verwandeln, und aus dieser Seelennot heraus wird Schauen geboren werden, Schauen des Christus, der übersinnlich unter den Menschen wandeln wird und an den sie sich werden halten müssen, damit sie nicht in unmöglicher Weise aus dem Luziferischen in das Ahrimanische hineinsegeln. [...] Wir schauen heute in die menschenleere Natur hinein, bleiben vor dem Menschen stehen. Das wird die grosse Seelennot der nächsten Jahrzehnte erzeugen. Diese Seelennot ist eine positive Macht und aus dieser positiven Macht herausgeboren wird die Fähigkeit entstehen, den Christus zu schauen.»

Neue gesundheitsfördernde Seelenfähigkeiten

Rudolf Steiner fährt damit fort, dass in der heutigen aufgeklärten christlichen Theologie die für die Zukunft notwendige Geistesanschauung nicht zu finden sei und sie somit keinen Zugang zu Christus ermögliche. Denn sie gehe davon aus, dass der Christus, der vor 2000 Jahren in Palästina im Leib des Jesus von Nazareth gelebt hat, kein wirklicher Gott war, sondern nur ein besonders guter Mensch gewesen sei.

Zu der Unbefriedigtheit komme laut Steiner noch eine zunehmende «Furcht vor dem Leben» hinzu, die mit einem Nervös-werden verbunden sei, für die es keine andere Heilung gebe, als den bewussten Zugang zu der neuen Geistigkeit. Voraussetzung dafür sei jedoch, dass die Gesellschaft bis ins Konkrete im Sinne der «sozialen Dreigliederung» geordnet werde. Dies beinhalte ein «freies Geistesleben» sowie einen Staat, der nur für die Rechtsordnung verantwortlich ist, und eine Wirtschaft, in der das Prinzip der Solidarität und Brüderlichkeit vorherrsche.[19]

Steiner erwartete, dass bereits die Kinder zukünftig empfinden werden: «Mit aller intellektualistischen Bildung kommt man nicht dazu, das Rätsel des Menschen zu lösen.»[20] Der Mensch, der sich durch die intellektuelle Entwicklung nur noch als Erdenmensch begreift, kann durch diese Krise empfinden lernen, dass er neben seinem irdischen auch einen kosmischen Anteil in sich hat, mit dem er das Christuswesen erleben kann.

Bereits 1911 hatte Rudolf Steiner drei Eigenschaften genannt, die der Mensch entwickeln kann, um eine seelische Hülle für den Christus zu bilden, mit der er sich individuell vereinigen kann: die Qualitäten von Staunen, Mitgefühl und Gewissen.[21] Zu diesen gibt er an, dass es die Eigenschaften sind, bei denen der Mensch aus sich hinaus kommen kann, ohne sich zu verlieren.[22] Rudolf Steiner wies insbesondere in dem öffentlichen Vortrag zur Selbsterziehung «Nervosität und Ichheit» und in seinen Darstellungen des achtgliedrigen achtsamen Pfades[23] auf Wege zur Schulung und Erlangung der Qualitäten von Staunen, Mitgefühl und Gewissen hin.

Das Salutogenese-Konzept

Seine medizinisch-soziologischen Forschungen führte der aus den USA stammende Aaron Antonovsky in seiner neuen Wahlheimat Israel ab den 1960er-Jahren durch. Sie brachten ihn zu dem Gesundheitsentstehungskonzept der Salutogenese, das er 1989 unter dem Titel «Unraveling the mystery of health. How people manage stress and stay well» veröffentlichte. Er untersuchte insbesondere Menschen, die ein Konzentrationslager überlebt hatten und in den neu entstandenen Staat Israel emigriert waren. Sein Augenmerk richtete er vor allem auf deren Gesundheitszustand und Wohlbefinden. Dabei kam er zu dem erstaunlichen Ergebnis, dass fast 30 Prozent der untersuchten Frauen in einem guten Gesundheitszustand waren und sich wohl fühlten – trotz ihrer unerträglichen Erfahrungen. Dieser relativ hohe Anteil an gesunden Überlebenden war für ihn unerwartet. Er stellte sich die Frage, was für eine Einstellung oder Haltung diese Menschen haben mussten, um ein solch grauenvolles Geschehen so gut überstehen zu können. Bei seinen weiteren Forschungen zeigte sich, dass es vor allem drei Grundhaltungen sind, die gesundheitsfördernd wirken. Die erste Grundhaltung nannte Antonovsky das «Gefühl der Verstehbarkeit» («sense of comprehensibility»), die zweite das «Gefühl von Handhabbarkeit» («sense of manageability») und die dritte das «Gefühl von Sinnhaftigkeit» («sense of meaningfulness»).

Zum Gefühl von Verstehbarkeit führt Antonovsky aus, dass diese Fähigkeit darin besteht, Zusammenhänge des Lebens zu verstehen. So können Stimuli, auch unbekannte, als geordnete, konsistente, strukturierte Informationen verarbeitet werden. Dies entspricht einem sinnhaften kognitiven Verarbeitungsmuster.

Beim Gefühl der Handhabbarkeit besteht die Überzeugung, das eigene Leben gestalten zu können. Antonovsky schreibt darüber: «Diese Komponente beschreibt die Überzeugung eines Menschen, dass Schwierigkeiten lösbar sind. Es ist das Ausmass, in dem man wahrnimmt, dass man geeignete Ressourcen zur Verfügung hat, um den Anforderungen zu begegnen, die von den Stimuli, mit denen man konfrontiert wird, ausgehen.»

Beim Gefühl der Sinnhaftigkeit meint Antonovsky, dass man einen Glauben an den Sinn des Lebens besitzt. Es ist «das Ausmass, in dem man das Leben als emotional sinnvoll empfindet: dass wenigstens einige der vom Leben gestellten Probleme und Anforderungen es wert sind, dass man Energie in sie investiert, dass man sich für sie einsetzt und sich ihnen verpflichtet, dass sie eher willkommene Herausforderungen sind als Lasten, die man gerne los wäre».

Antonovsky stellte diese drei Grundhaltungen unter dem Begriff des «Kohärenzgefühls» («sense of coherence») zusammen. Er beschreibt das Kohärenzgefühl als «eine globale Orientierung, die das Ausmass ausdrückt, in dem jemand ein durchdringendes, überdauerndes und dennoch dynamisches Gefühl des Vertrauens hat, dass erstens die Anforderungen aus der inneren oder äusseren Erfahrungswelt im Verlauf des Lebens strukturiert, vorhersehbar und erklärbar sind und dass zweitens die Ressourcen verfügbar sind, die nötig sind, um den Anforderungen gerecht zu werden. Und drittens, dass diese Anforderungen Herausforderungen sind, die Investitionen und Engagement verdienen.»[24]

Es entstand eine umfangreiche Forschung und Literatur zum Thema der Salutogenese. Im Bereich der Anthroposophischen Medizin wurde es insbesondere durch die ehemalige Leiterin der Medizinischen Sektion am Goetheanum in Dornach, Michaela Glöckler, bekannt. Von der deutschen Patientenorganisation «Gesundheit aktiv» erschien ein Vortrag von ihr unter dem Titel «Salutogenese – Wo liegen die Quellen leiblicher, seelischer und geistiger Gesundheit?», der leider inzwischen vergriffen ist.

Erneuerung des Seelenlebens und die Zukunft der Gesellschaft

Eine wesentliche Beschreibung der entwicklungsgeschichtlichen Tatsachen in der Menschwerdung findet sich in den Vorträgen Rudolf Steiners vom 13. und 14. Februar 1920,[25] die hier zusammengefasst werden. Im Vortrag vom 13. Februar 1920 beschreibt er, wie sich die auf grosse Zeiträume erstreckende Entwicklung der Seelenfähigkeiten in einen auf die Vergangenheit bezogenen, kognitiven und in einen auf die Zukunft orientierten, willensbetonen Bereich aufgliedert. Vergangenheitsbezogen sind der intellektuelle Gedächtnisanteil, die Intelligenz und die Sinnestätigkeit, zukunftsorientiert sind das Gefühl, das Begehren und das Wollen.

Zunächst charakterisiert Steiner die kognitiven Fähigkeiten des Gedächtnisses, der Intelligenz und der Sinneswahrnehmungsfähigkeit, deren Beziehung zur Leiblichkeit mehr und mehr abnehme.

Weiter beschreibt Steiner das Gedächtnis als Seelenfähigkeit, die mit der Leiblichkeit am meisten zusammenhängt. Durch das Gedächtnis seien wir imstande, «einen Faden zu ziehen von einem bestimmten Momente, der zwei, drei, vier Jahre oder auch länger nach der Geburt liegt, bis zu den Erscheinungen des jeweiligen gegenwärtigen Augenblicks, und der Mensch würde innerlich krank sein, wenn ihm dieser Faden zerrisse. [...] Und das würde bedeuten, dass wir in unserem Selbstempfinden erkrankt wären.» Das Gedächtnis könne auch unter Schlafstörungen leiden. Dieses Zerreissen des Gedächtnisfadens findet sich heute gehäuft im Seelenleben der Menschen, die ein Trauma erlebt haben.

Weniger als das Gedächtnis sei unsere Intelligenz mit dem Leib verbunden und deshalb auch nicht so individuell: «Während jeder seinen eigenen Erinnerungsinhalt hat, in den ihm kein anderer hineinschauen kann, während also dieser Erinnerungsinhalt sehr individuell ist, ist der Intelligenzinhalt etwas mehr der Menschheit Gemeinsames. [...] Aber diese intelligenten Vorgänge selber sind ein Wesenhaftes ausserhalb des Gehirns, das nur gespiegelt wird durch das Gehirn.

Und dann kommen wir zur dritten Fähigkeit des Menschen, die wenigstens zum grossen Teil am allerunabhängigsten ist von unserer Leibeskonstitution. [...] Das ist die Sinnestätigkeit. Nehmen wir das Auge. Das Auge selbst als solches hat nichts zu tun mit den Vorgängen, die die Sehvorgänge sind. [...] Die Vorgänge, die in unserem Bewusstsein auftreten als Inhalt beim Sehen, diese Vorgänge haben mit dem Auge nichts zu tun. Was im Auge vorgeht, das bewirkt lediglich, dass wir mit unserem Bewusstsein, mit unserem Ich bei den Sehvorgängen dabei sind.»

Diese Darstellung Steiners ist im ersten Moment vielleicht verwirrend, da unsere heutige Physiologie die Sehwahrnehmung nur als Folge von optischen Erscheinungen deutet. Dagegen nimmt nach Steiner das Ich des

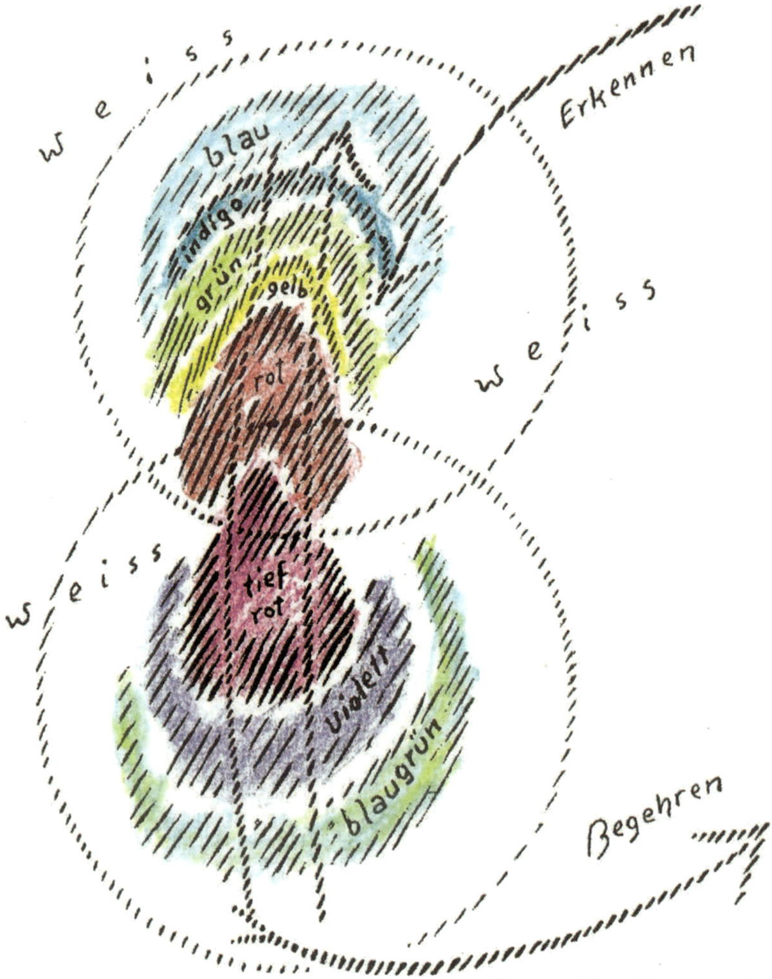

Blau:	Hauptsinnesorganisation
Indigo:	bildhafte Gedanken
Grün:	Intelligenz
Gelb:	gedächtnismässige Gedanken
Rot:	Gedächtnis
Tiefrot:	Fühlen
Violett:	Begierde
Blaugrün:	Wollen

Tafel 1

Menschen die Welt zwar unbewusst, aber direkt wahr. Für die Bewusstwerdung braucht das Ich das Auge, das uns mit dem Bild der Welt verbindet.

Im darauffolgenden Vortrag vom 14. Februar 1920 greift Steiner das Thema der Seelenfähigkeiten wieder auf. Er bezeichnet nun die drei intellektuellen, kognitiven Fähigkeiten als obere Fähigkeiten (siehe Kasten) und verdeutlicht die Zusammenhänge zwischen den Seelenfähigkeiten, indem er sie alle auf einem Tafelbild farblich zusammenführt (siehe Tafel 1): zuoberst die Sinnestätigkeit (blau), dann die bildhaften Gedanken (indigo), die Intelligenz (grün), die gedächtnismässigen Gedanken (gelb), das Gedächtnis (rot), das Fühlen (tiefrot), die Begierde (violett) und ganz unten das Wollen (blaugrün).

Die unteren, willensmässigen Fähigkeiten des Fühlens, Begehrens und des Willens stehen damit den oberen, intellektuellen gegenüber (siehe Kasten).

Obere Fähigkeiten	**Untere Fähigkeiten: Soziale Welt**
Sinnestätigkeit	Fühlen
Intelligenz	Begehren
Gedächtnis	Wollen

Im Weiteren weist Steiner auf die Pfeile im Zentrum der Zeichnung (siehe Tafel 1) hin, was ausdrücke, dass im Seelischen alles «von unten nach oben», wie auch in der umgekehrten Richtung zusammenwirken müsse. Durch die aufsteigende Wirkung werde erreicht, dass sich die gefühls- und willensmässigen Seiten des Menschen verstärken und er nicht zu «nüchtern und trocken» auf seiner intellektuellen Seite erscheine. Die Kräfte zur Erneuerung des Seelenlebens müssen dagegen von ausserhalb des Menschen kommen, aus dem geistigen Einfluss der Engel (Angeloi, Archangeloi und Archai), und von oben nach unten wirken. Dadurch stumpfe der Mensch der Welt gegenüber nicht weiter ab und werde nicht rein intellektuell materialistisch, ansonsten würden die Leibeskräfte in Zukunft immer mehr «vertrocknen» und die oberen Fähigkeiten könnten sich nicht mehr verlebendigen. Hierin kann eine weitere Ursache dafür gesehen werden, dass es heute immer mehr psychisch Erkrankte gibt. Um diese schwierige soziale und gesellschaftliche Situation zu verändern, sei die Entwicklung der sozialen Dreigliederung laut Steiner notwendig.

«Geisteswissenschaft treiben heisst heute, aufsuchen den Heilungsprozess der erkrankten Zivilisation. Das müsste empfunden werden von einer genügend grossen Anzahl von Menschen, und das müsste ganz tief und gründlich empfunden werden. Ohne geistige Wissenschaft wird man das nicht empfinden. Und jetzt geschehen alle tonangebenden Ereignisse ohne eine Empfindung für dasjenige, was man eigentlich tut. [...] Denn alles dasjenige, was ohne die Erkenntnis der zukünftigen Lebensbedingungen der Erde geschaffen wird, ist Krankheitsstoff für die sich entwickelnde Menschheit. [...] Der Mensch muss in der Zukunft fähig werden, als individueller Mensch in sein Gedächtnis, in seine Intelligenz, in seine Sinnestätigkeit die geistige Welt hereinzubekommen. Das kann er nur als individueller Mensch, das kann nur der Einzelne. Der Einzelne muss in der Zukunft der Vermittler werden zwischen dem Himmel und der Erde, zwischen der geistigen Welt und der physischen Welt. Das aber begründet die Notwendigkeit einer Dreigliederung der öffentlichen Angelegenheiten.»

Licht- und Schattenseiten der Hochsensibilität und Nervosität

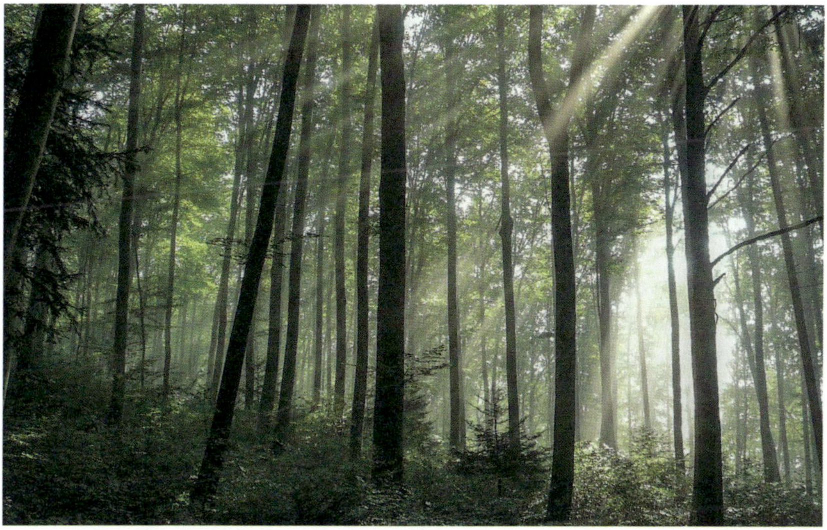

Seit den Veröffentlichungen von Eliane N. Aaron hat sich die Bezeichnung der Hochsensibilität für ein intensiveres sinnliches und seelisches Erleben eingebürgert. Daneben wird der Begriff der Hochsensitivität verwendet. Er steht für eine neue Wahrnehmungsfähigkeit, Übersinnliches wahrzunehmen,[26] wie zum Beispiel Engelwesen oder die «hinter der Sinneswelt schaffenden» Naturkräfte beziehungsweise Naturgeister.

In einem Vortrag beim dritten Schweizer Kongress für Hochsensibilität am 2. September 2017 in Münsingen hat Ulrike Hensel, eine inzwischen bekannte Autorin zu diesem Thema, die Licht- und Schattenseiten hochsensibler Menschen zusammengestellt (siehe www.hsp-kongress.ch). Ihre Aspekte sollen im Folgenden, leicht abgewandelt, den Angaben Rudolf Steiners aus dem Vortrag «Nervosität und Ichheit»[27] gegenübergestellt werden, in dem er ähnliche Aspekte als nervöse Schwächen beschreibt.

1. Wahrnehmungsbegabung – Neigung zum Vorurteil – aus der Sache heraus urteilen

Hensel erwähnt als Erstes die *Wahrnehmungsbegabung*, die einerseits eine grössere Wachheit ermögliche, andererseits durch die Reizoffenheit auch zur Reizüberflutung mit Unruhe und Erschöpfung führen könne.

Steiner formuliert dazu, dass sich beim Nichtachten der Gedanken auf die Wahrnehmung Vorurteile automatisch einstellen. Der Mensch folge dann unbewusst den Sinneseindrücken, sodass die Gedanken «nicht ordentlich festgehalten und verfolgt werden können». Steiner bezeichnet diesen als einen «seelischen Zappelfritzen». Als Nervositätsform entstehe dadurch die *Neigung zum Vorurteil* und zum schnellen Kritisieren. Somit empfiehlt Steiner, nicht vorschnell und zu häufig, sondern abwägend, *aus der Sache heraus zu urteilen*, um Zwangsgedanken zu vermeiden.

2. Denkfähigkeit – Unentschlossenheit – gründliches Abwägen

Als zweiten Aspekt zur Hochsensibilität führt Hensel die *Denkfähigkeit* an, die man als vernetzt, kreativ, mit Vorsicht und Umsicht begabt charakterisieren könne. Dies entspricht auch der *Kreativität* und dem *Ideenreichtum*, den Hensel als sechste Qualität später nochmals erwähnt. Als Kehrseite davon könne dies zum Grübeln und zu Entscheidungsproblemen führen.

Im Vortrag «Nervosität und Ichheit» charakterisiert Steiner diese Situation als «nicht zu Entschlüssen vorrücken zu können», und empfiehlt, Entscheidungen erst nach *gründlichem Abwägen* des Für und Wider und der «Machbarkeit» zu treffen, um einen Handlungszwang, wie er heute häufig als «Sachzwang» suggeriert wird, zu vermeiden.

3. Gefühlsstärke – gefühlsbetonte Begierde – Wunschverzicht

Die dritte Qualität bezeichnet Hensel als *Gefühlsstärke*, die sich in einer intensiven Emotionalität beim Erleben von positiven und negativen Gefühlen ausdrückt. Dies erfordere ein hohes Mass an Selbstmanagement und Achtsamkeit.

Für Steiner zeigt sich hier «die Mühe zum Wunschverzicht», da man *gefühlsbetonten Begierden* ausgeliefert sein könne. Diese führen zur Abhängigkeit von Ersatzbefriedigungen, die sich in Krankheitsformen äussern, die organische Krankheiten in täuschender Weise nachbilden (die heute als psychosomatische Krankheiten bezeichnet werden). Als Schulungsmittel im Umgang mit ihnen rät er, auf unbedeutende Wünsche zu verzichten, da deren Nichterfüllen keinen gesundheitlichen Schaden bewirke.

4. Empathiefähigkeit – Abgrenzungsschwäche – Tätigkeiten beobachten

Der vierte Aspekt Hensels ist die *ausgeprägte Empathiefähigkeit* besonders zu Gesprächs- oder Beziehungspartnern, die zu übermässigem Mitleiden und zu Abgrenzungsproblemen bis hin zu Erschöpfung führen könne.

Steiner beschreibt dies als Ausdruck der «schwachen Beherrschung von Handlungen und Gebärden» sowie als *Abgrenzungsschwäche*, bei der man sich anderen gegenüber aufdrängt. Hierbei sei hilfreich, die eigenen

Körperbewegungen wie von aussen anzuschauen sowie willkürliche Handlungen auszuführen oder zu unterlassen.

Fünftens erwähnt Hensel die Intuition, die wir hier zum Schluss behandeln wollen.

5. Ideenreichtum – sich verzetteln – Rückschau

Es folgt als Fünftes die sechste Fähigkeit, die Hensel als *Ideenreichtum* im Umgang mit Problemlösung benennt. Als Kehrseite führe dies zum *Sichverzetteln* in der Vielfalt der Möglichkeiten.

Laut Steiner zeigt sich diese Schwäche darin, dass ein «geringes Band von Interesse des menschlichen Seelenkerns mit dem, was die Menschen als Ideen annehmen», besteht, das durch das Einpauken an den üblichen Schulen und Universitäten gefördert würde. Hilfreich dagegen sei, die *Gedanken mal rückwärts zu verfolgen,* eine Handlung in der umgekehrten Reihenfolge bildhaft vorzustellen, statt sie in ihrem natürlichen Verlauf zu belassen. Dadurch sei es möglich, sich ganz mit dem Inhalt des Vorgestellten zu verbinden. Diese Übung könne das Selbstbewusstsein stärken sowie Selbstzweifel und Überbesorgtheit überwinden helfen.

6. Genauigkeit – Perfektionismus – Handschrift bewusst führen

Die siebte Eigenschaft von Hochsensiblen, die hier als sechste folgt, ist nach Hensel die *Genauigkeit und Werteorientierung*, die sich im Negativen zum *Perfektionismus* wenden könne. Hier brauche es eine Grosszügigkeit und Milde sich selbst gegenüber.

Steiner schildert im Vortrag zur Nervosität, dass Schwierigkeiten auftreten können, wenn der innere Seelenkern dem fernsteht, was der Kopf bei der Arbeit treiben muss. Dies führe zu Eigenbewegungen des physischen Leibes, die sich krampfartig verhaken könne. Diese Schwäche könne auch als Neigung zu Schreckhaftigkeit und Ängstlichkeit, seinen Aufgaben nicht genügen zu können, erlebt werden. Als einfaches Training dagegen empfiehlt Steiner die *Handschrift so bewusst zu führen* wie beim Malen, statt wie gewohnt rein mechanisch zu schreiben. Dabei kann die Handschrift bewusst verändert werden, in dem man zum Beispiel einzelne Buchstaben anders als gewohnt schreibt.

7. Übererregbarkeit – Vergesslichkeit – bewusst Dinge verlegen

Als Letztes führt Ulrike Hensel an, dass generell eine *Übererregbarkeit als Hemmschuh* bei der Hochsensibilität zu beobachten sei. Dies drückt sich meines Erachtens besonders in einem verwirrten Erinnerungsvermögen aus. Auch können Menschen, die traumatische Erlebnisse hatten, starke,

Übersicht über die Nervositätsübungen

PL = physischer Leib, ÄL = Ätherleib, AL = Astral- oder Seelenleib, I = Ich, der Pfeil dazwischen als Wirkrichtung. Die roten Pfeile verweisen auf die Umkehrung des Übungsablaufs in der täglichen Praxis – auf die entsprechenden Wochentage abgestimmt.

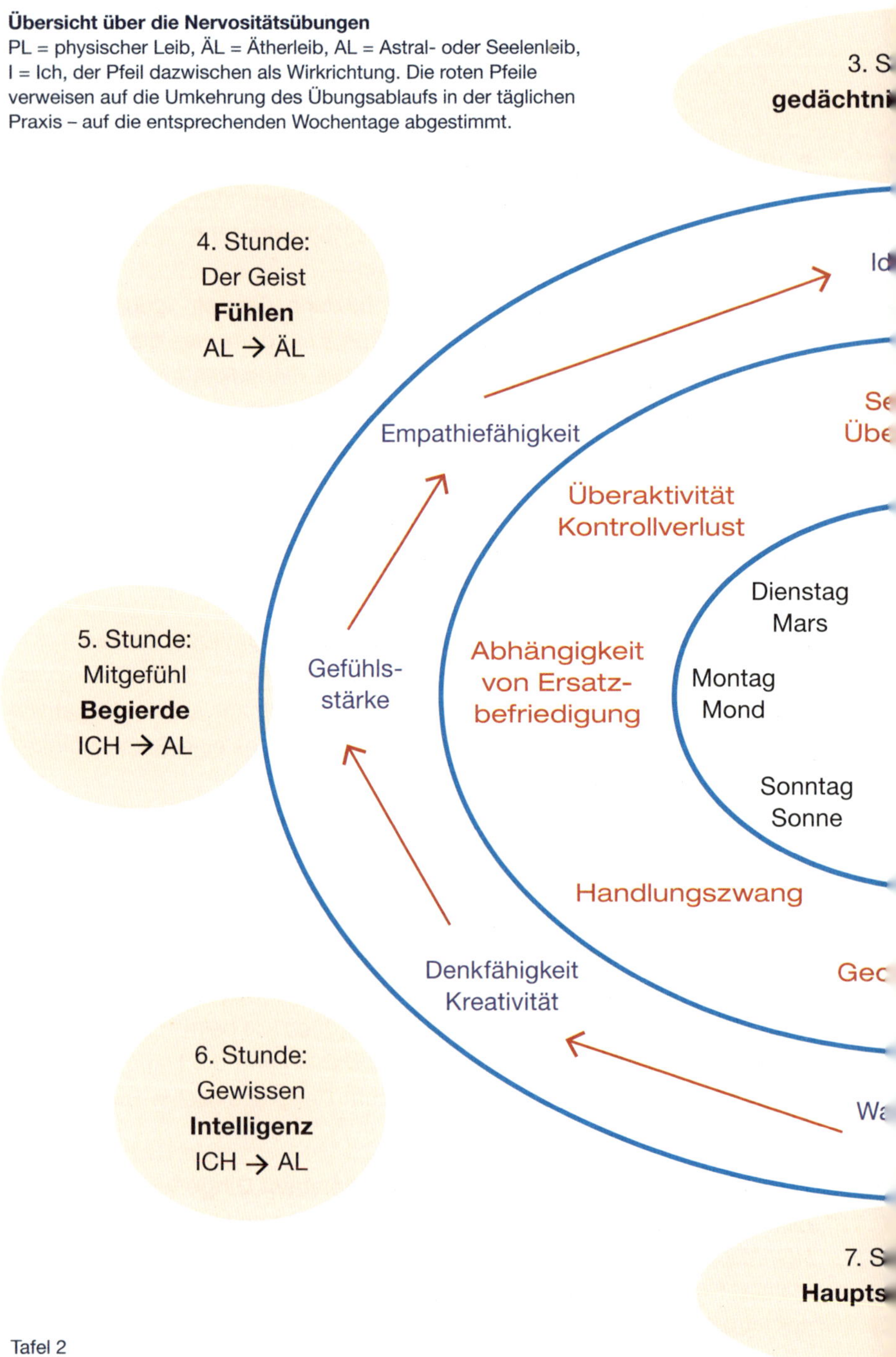

Tafel 2

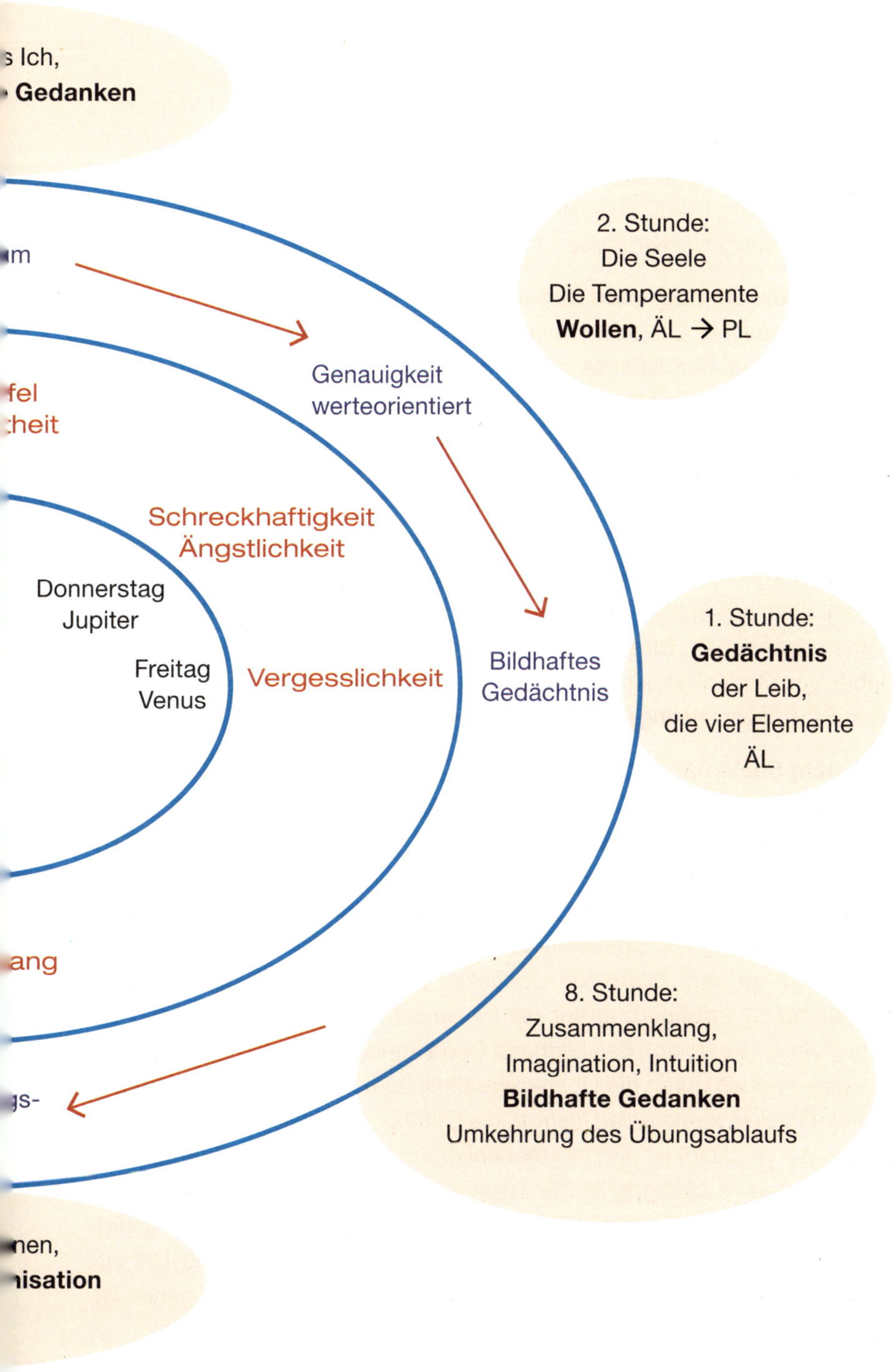
s Ich,
Gedanken
m
Genauigkeit
werteorientiert
2. Stunde:
Die Seele
Die Temperamente
Wollen, ÄL → PL
fel
heit
Schreckhaftigkeit
Ängstlichkeit
Donnerstag
Jupiter
Freitag
Venus
Vergesslichkeit
Bildhaftes
Gedächtnis
1. Stunde:
Gedächtnis
der Leib,
die vier Elemente
ÄL
ang
8. Stunde:
Zusammenklang,
Imagination, Intuition
Bildhafte Gedanken
Umkehrung des Übungsablaufs
gs-
nen,
isation

sich ihnen aufdrängende Erinnerungsbilder behalten, die als Flashback ganz gegenwärtig und real erlebt werden.

Im Zusammenhang mit der Nervosität empfiehlt Steiner als erste Übung gegen die *Vergesslichkeit*, Gegenstände «bewusst zu verlegen», indem man sie an einen ungewohnten Ort legt und sich diesen bildhaft einprägt. Dies stärke die Gedächtniskraft. Eine meiner Ansicht nach hervorragende Übung für Hochsensible, da diese über ein bildhaftes Gedächtnis verfügen, das gewissermassen Voraussetzung für diese Übung ist.

8. Intuition – anmassende Behauptungen – Meditation

Nun zur *Intuition*, die Ulrike Hensel als Fünftes erwähnt. Diese Fähigkeit drückt sich bei den Hochsensiblen darin aus, dass sie Atmosphärisches spüren können. Damit lässt sich Hochsensitivität im eigentlichen Sinne bezeichnen. Als Schattenseite könne dies nach Hensel aber leicht zu *anmassenden Behauptungen* führen, wenn das Bauchgefühl immer als Wahrheit genommen werde.

Steiner beschreibt, wie die Intuitionsfähigkeit in der *Meditation* so geschult werden kann, dass Übersinnliches wahrgenommen werden kann – losgelöst von subjektiven Gefühlen, von sympathischen und antipathischen Reaktionen. Diese Erweiterung zur Imagination, zum bildhaften Erleben von Gedanken, ist auch der achte Aspekt des achtgliedrigen Pfades, den Steiner als «richtige Beschaulichkeit» bezeichnet.

Die acht Seelentätigkeiten

Betrachten wir Steiners Zeichnung (Tafel 1, Seite 18) im vorherigen Kapitel mit den acht Seelentätigkeiten, sieht man, dass sowohl alle acht Aspekte der Hochsensibilität nach Ulrike Hensel als auch alle Nervositätsformen nach Rudolf Steiner darauf abgebildet sind. So passen die Wahrnehmungsbegabung zur *Sinnestätigkeit (blau)*, die Intuition und imaginativen Gedanken zu dem bildhaften *Gedanken (indigo)*, die Denkfähigkeit und Kreativität zur *Intelligenz* (grün), der Ideenreichtum zu den *gedächtnismässigen Gedanken (gelb)*, das bildhafte Gedächtnis und das verwirrte Erinnerungsvermögen durch die Übererregbarkeit zum *Gedächtnis (rot)*, die Empathiefähigkeit zum *Fühlen (tiefrot)*, die Gefühlsstärke zur *Begierde (violett)* sowie die Genauigkeit und Werteorientierung zum *Wollen (blaugrün)*.

Das Beeindruckende an der Zusammenstellung der Licht- und Schattenseiten der Hochsensibilität ist, dass Hensel die Qualitäten so geordnet hat, dass sie mit den Aspekten im Vortrag «Nervosität und Ichheit» Steiners sinngemäss übereinstimmen, wobei nicht davon auszugehen ist, dass sie sich daran angelehnt hat.

Hinweis

Ein vertiefendes Dossier zu den «Nervositätsübungen» von Rudolf Steiner mit entsprechenden heileurythmischen Bewegungsabläufen findet sich auf der Website www.achtsamwerden.ch, die der Autor zusammen mit dem Heileurythmisten Theodor Hundhammer gestaltet hat.

Auf der Plattform für Eurythmie-Lernvideos www.eurythmy4you.com wird der Kurs mit den Beschreibungen der Alltagsübungen, Vorträge und Eurythmie zum Mitmachen angeboten. Die Kurse für Hochsensibilität und zum achtgliedrigen Pfad sind in Vorbereitung und werden 2019 aufgeschaltet.

Einen Überblick über die erwähnten Aspekte findet sich auf der Grafik (Tafel 2, Seiten 24/25): Von innen nach aussen angeordnet sind die Wochentage mit ihren zugehörigen Planeten, die Nervositätsformen (rot), die Qualitäten der Hochsensibilität (violett); ganz aussen, orange unterlegt, finden sich als thematische Abfolge, die für einen Kurs geeignet sind, die Seelenqualitäten nach Rudolf Steiner,[28] die menschenkundlichen Aspekte sowie die Wirkungsweisen auf die Wesensglieder.

Übungen des achtgliedrigen Pfads im Umgang mit Nervosität

Rudolf Steiner schildert im Vortrag «Die Selbsterziehung des Menschen im Lichte der Geisteswissenschaft» einen Übungsweg für das alltägliche Leben. Eine genauere Untersuchung des Vortragstextes zeigt, dass er interessanterweise nach den Prinzipien des Pfades der Achtsamkeit, wie er ursprünglich von Gautama Buddha aufgezeigt wurde, geordnet ist.[29] Aufgrund seiner Aufteilung in acht Stufen wird er als achtgliedriger (achtfacher) Pfad bezeichnet. Von Steiner finden sich verschiedene Darstellungen über diesen Pfad im Sinne einer Erneuerung des buddhistischen Weges als «Pfad der Erkenntnis» in der «Theosophie» und zur Entwicklung des Kehlkopfchakras in «Wie erlangt man Erkenntnisse der höheren Welten?» sowie in den Übungen für die Tage der Woche in «Seelenübungen I».

Der Übungsweg des achtgliedrigen Pfades wurde von Steiner dem heutigen Entwicklungsstand des Menschen angepasst. Diese Übungen ermöglichen acht noch schlummernde, seelisch-geistige Fähigkeiten, die mit dem 16-blättrigen Kehlkopfchakra verbunden sind, zu entwickeln. Erstmals beschreibt Steiner diese acht Qualitäten in seinem Buch «Wie erlangt man Erkenntnisse der höheren Welten?».[30] Dort heisst es: «Der Mensch muss auf gewisse Seelenvorgänge Aufmerksamkeit und Sorgfalt verwenden, die er gewöhnlich sorglos und unaufmerksam ausführt. Es gibt acht solche Vorgänge.» Es handelt sich um die richtige Meinung, das richtige

Übungen für die Wochentage

Wochentag	Planet	Achtgliedriger Pfad nach Rudolf Steiner
Samstag	Saturn	Vorstellungen, die richtige Meinung
Sonntag	Sonne	sich entschliessen, richtiges Urteil
Montag	Mond	das Reden, das richtige Wort
Dienstag	Mars	die äusseren Handlungen, die richtige Tat
Mittwoch	Merkur	die Einrichtung des Lebens, richtiger Standpunkt
Donnerstag	Jupiter	das menschliche Streben; alle vorangegangenen Übungen zur Gewohnheit werden zu lassen
Freitag	Venus	vom Leben lernen, das richtige Gedächtnis
Zusammenfassung		die richtige Beschaulichkeit

Urteil, die richtige Rede, die richtige Tat, der richtige Standpunkt, das richtige Streben, das richtige Gedächtnis und die richtige Beschaulichkeit. Diese acht Vorgänge entwickelte Steiner zu «Übungen für die Tage der Woche» (kurz Wochentagsübungen).[31] An der Namensgebung einzelner Tage wie Sonn-Tag oder Mond-Tag kann der Bezug zu den entsprechenden Planeten gesehen werden.

Vergleicht man die acht Aspekte des «achtgliedrigen Pfades» mit den acht nervösen Schwächen aus Steiners Vortrag «Nervosität und Ichheit», kann man eine weitgehende Übereinstimmung der Themen finden. Um dies zu verdeutlichen, seien die acht nervösen Schwächen in der gleichen Reihenfolge aufgelistet, wie die acht Vorgänge des achtgliedrigen Pfades nach den Wochentagen:

1. Nervositätsform:	einen Gedanken nicht ordentlich festhalten und verfolgen können;
Achtgliedriger Pfad:	Vorstellungen, die richtige Meinung;
2. Nervositätsform:	nicht zu Entschlüssen vorrücken können;
Achtgliedriger Pfad:	sich entschliessen, richtiges Urteil;
3. Nervositätsform:	Krankheitsformen, die zuweilen organische Krankheiten in einer täuschenden Weise nachbilden;
Achtgliedriger Pfad:	das Reden, das richtige Wort;
4. Nervositätsform:	schwaches Beherrschen von Handlungen und Gebärden;
Achtgliedriger Pfad:	die äusseren Handlungen, die richtige Tat;
5. Nervositätsform:	ein geringes Band von Interesse verbindet den menschlichen Seelenkern mit dem, was die Menschen annehmen;
Achtgliedriger Pfad:	die Einrichtung des Lebens, richtiger Standpunkt;
6. Nervositätsform:	«eine geringe Verbindung [...] zwischen dem menschlichen Seelenkern und demjenigen, was der Mensch treibt»;
Achtgliedriger Pfad:	das menschliche Streben;

7. Nervositätsform: die häufige leichte Vergesslichkeit;
Achtgliedriger Pfad: vom Leben lernen, das richtige Gedächtnis;

8. Nervositätsform: anmassende Behauptungen;
Achtgliedriger Pfad: die richtige Beschaulichkeit.

So steht jeweils eine Nervositätsform einem Übungsaspekt des achtgliedrigen Pfades gegenüber. Beim dritten Punkt der Nervosität, wo Krankheitsformen, die zuweilen organische Krankheiten in einer täuschenden Weise nachbilden, erwähnt werden, geht es um den «Wunschverzicht», die Unterdrückung von Wünschen, wenn ihre Nichtausführung keinen Schaden bringt, was im achtgliedrigen Pfad auf den Bereich des Redens bezogen wird, wo mit dem Reden, «das richtige Wort», eine Ausgewogenheit zwischen zu viel und zu wenig angestrebt werden soll. Der Zusammenhang der siebten nervösen Schwäche, der leichten Vergesslichkeit, mit dem richtigen Gedächtnis des achtgliedrigen Pfades, ist ganz offensichtlich.

Was im Vortrag «Nervosität und Ichheit» nicht so offensichtlich erwähnt wird, ist der achte Punkt des achtgliedrigen Pfades, die richtige Beschaulichkeit. Diesen kann man jedoch zu Beginn und am Ende des Vortrags sowie in einigen Zwischenbemerkungen finden, wo die Bedeutung des Verständnisses der Wesensglieder des Menschen für das menschliche Leben und die Wirkungen der Übungen gegen die Nervosität beschrieben werden.

Hinweis

Der Autor führt seit einigen Jahren mit dem Heileurythmisten Theodor Hundhammer Gruppenkurse im Berner Johannes-Zweig durch.
Ein ausführliches Dossier zu diesem Thema mit eurythmischen Gesten kann unter der «Folge 2» auf der Website www.achtsamwerden.ch heruntergeladen werden. Eine weitere Ausarbeitung findet sich in der Textsammlung «Rudolf Steiner: Sich selbst erziehen. Das Geheimnis der Gesundheit», herausgegeben und eingeleitet von Harald Haas.
Weitere Zusammenhänge zwischen dem achtgliedrigen Pfad und den «Nervositätsübungen» beziehungsweise den Nervositätsformen mit den Planetenprozessen und -metallen sowie den entsprechenden eurythmischen Vokal- oder Planetengesten können unter der «Folge 1» auf der Website www.achtsamwerden.ch heruntergeladen werden.

Entwicklung des Herzdenkens

Um die Entwicklung des «Herzdenkens» und damit das Herzchakra zu fördern, entwickelte Rudolf Steiner die sogenannten sechs Nebenübungen. Sie sind Bestandteil der «allgemeine[n] Anforderungen, die ein jeder an sich selbst stellen muss, der eine okkulte Entwicklung durchmachen will». Das Besondere an ihnen ist, dass er nicht nur seelische Aufgaben zusammenstellte, sondern auch Empfindungen von sich im Leib manifestierenden «Ätherströmen» beschreibt, die nachempfunden werden sollten.[32] Die folgenden Hervorhebungen und Zwischentitel sind vom Autor.

1. Übung

«*Die erste Bedingung* ist die Aneignung eines *vollkommen klaren Denkens*. Man muss zu diesem Zwecke sich, wenn auch nur eine ganz kurze Zeit des Tages, etwa fünf Minuten (je mehr, desto besser) freimachen von dem Irrlichtelieren der Gedanken. Man muss Herr in seiner Gedankenwelt werden. [...] Am Ende einer solchen Übung versuche man, das innere Gefühl von Festigkeit und Sicherheit, das man bei subtiler Aufmerksamkeit auf die eigene Seele bald bemerken wird, sich voll zum Bewusstsein zu bringen, und dann beschliesse man die Übungen dadurch, dass man an sein Haupt und an die Mitte des Rückens (Hirn und Rückenmark) denkt, so wie wenn man jenes Gefühl in diesen Körperteil hineingiessen wollte.»

2. Übung

«Hat man sich etwa einen Monat also geübt, so lasse man eine *zweite Forderung* hinzutreten. Man versuche, irgendeine Handlung zu erdenken, die man nach dem gewöhnlichen Verlaufe seines bisherigen Lebens ganz gewiss nicht vorgenommen hätte. Man mache sich nun *diese Handlung* für jeden Tag selbst zur Pflicht. [...] Hat man eine solche durch die zweite Übung vollzogene Initiativ-Handlung hinter sich, so werde man sich des Gefühles von innerem Tätigkeitsantrieb innerhalb der Seele in subtiler Aufmerksamkeit bewusst und giesse dieses Gefühl gleichsam so in seinen Leib, dass man es vom Kopfe bis über das Herz herabströmen lasse.»

3. Übung

«Im *dritten Monat* soll als neue Übung in den Mittelpunkt des Lebens gerückt werden die Ausbildung eines *gewissen Gleichmutes* gegenüber den Schwankungen von Lust und Leid, Freude und Schmerz, das «Himmelhochjauchzend, zu Tode betrübt» soll mit Bewusstsein durch eine gleichmässige Stimmung ersetzt werden. [...] Man befürchte nicht, dass eine solche Übung einen nüchtern und lebensarm mache: Man wird vielmehr alsbald bemerken, dass anstelle dessen, was durch diese Übung vorgeht, geläutertere Eigenschaften der Seele auftreten; vor allem wird man eines Tages eine innere Ruhe im Körper durch subtile Aufmerksamkeit spüren können; diese giesse man, ähnlich wie in den beiden oberen Fällen, in den Leib, indem man sie vom Herzen nach den Händen, den Füssen und zuletzt nach dem Kopfe strahlen lässt. Dies kann natürlich in diesem Falle nicht nach jeder einzelnen Übung vorgenommen werden, da man es im Grunde nicht mit einer einzelnen Übung zu tun hat, sondern mit einer fortwährenden Aufmerksamkeit auf sein inneres Seelenleben. Man muss sich jeden Tag wenigstens einmal diese innere Ruhe vor die Seele rufen und dann die Übung des Ausströmens vom Herzen vornehmen. [...]»

4. Übung

«Im *vierten Monat* soll man als neue Übung die sogenannte *Positivität* aufnehmen. Sie besteht darin, allen Erfahrungen, Wesenheiten und Dingen gegenüber stets das in ihnen vorhandene Gute, Vortreffliche, Schöne usw. aufzusuchen. [...] Wer einen Monat hindurch sich bewusst auf das Positive in allen seinen Erfahrungen hinrichtet, der wird nach und nach bemerken, dass sich ein Gefühl in sein Inneres schleicht, wie wenn seine Haut von allen Seiten durchlässig würde und seine Seele sich weit öffnete gegenüber allerlei geheimen und subtilen Vorgängen in seiner Umgebung, die vorher seiner Aufmerksamkeit völlig entgangen waren. Gerade darum handelt es sich, die in jedem Menschen vorhandene Aufmerksamlosigkeit gegenüber solchen subtilen Dingen zu bekämpfen. Hat man einmal bemerkt, dass dies beschriebene Gefühl wie eine Art von Seligkeit sich in der Seele geltend macht, so versuche man, dieses Gefühl im Gedanken nach dem Herzen hinzulenken und es von da in die Augen strömen zu lassen, von da hinaus in den Raum vor und um den Menschen herum. Man wird bemerken, dass man ein intimes Verhältnis zu diesem Raum dadurch erhält. Man wächst gleichsam über sich hinaus. Man lernt ein Stück seiner Umgebung noch wie etwas betrachten, das zu einem selber gehört.»

5. Übung

«Im *fünften Monat* versuche man dann in sich das Gefühl auszubilden, *völlig unbefangen einer jeden neuen Erfahrung gegenüberzutreten*. Was uns entgegentritt, wenn die Menschen gegenüber einem eben Gehörten und Gesehenen sagen: «Das habe ich noch nie gehört, das habe ich noch nie gesehen, das glaube ich nicht, das ist eine Täuschung», mit dieser Gesinnung muss der esoterische Schüler vollständig brechen. Er muss bereit

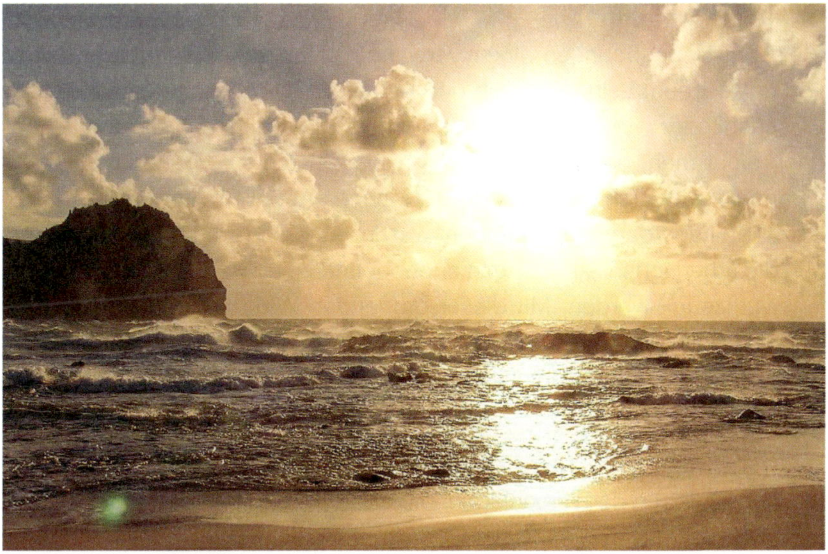

sein, jeden Augenblick eine völlig neue Erfahrung entgegenzunehmen. Was er bisher als gesetzmässig erkannt hat, was ihm als möglich erschienen ist, darf keine Fessel sein für die Aufnahme einer neuen Wahrheit. [...] Wer im fünften Monat seine Aufmerksamkeit darauf lenkt, so gesinnt zu sein, der wird bemerken, dass sich ein Gefühl in seine Seele schleicht, als ob in jenem Raum, von dem bei der Übung im vierten Monat gesprochen wurde, etwas lebendig würde, als ob sich darin etwas regte. Dieses Gefühl ist ausserordentlich fein und subtil. Man muss versuchen, dieses subtile Vibrieren in der Umgebung aufmerksam zu erfassen und es gleichsam einströmen zu lassen durch alle fünf Sinne, namentlich durch Auge, Ohr und durch die Haut, insofern diese letztere den Wärmesinn enthält. [...]»

6. Übung

«Im *sechsten Monat* soll man dann versuchen, systematisch in einer regelmässigen Abwechslung alle fünf Übungen immer wieder und wieder vorzunehmen. Es bildet sich daher allmählich ein *schönes Gleichgewicht der Seele* heraus. Man wird namentlich bemerken, dass etwa vorhandene Unzufriedenheit mit Erscheinung und Wesen der Welt vollständig verschwinden. Eine allen Erlebnissen versöhnliche Stimmung bemächtigt sich der Seele, die keineswegs Gleichgültigkeit ist, sondern im Gegenteil erst befähigt, tatsächlich bessernd und fortschrittlich in der Welt zu arbeiten. Ein ruhiges Verständnis von Dingen eröffnet sich, die früher der Seele völlig verschlossen waren.»

Ordnende Wirkung

Die sechs Nebenübungen wirken verwandelnd auf das gewöhnliche Gefüge von physischem Leib, Ätherleib und Astralleib. Das Zusammenwirken der Wesensglieder wird anders, als es von Natur aus wäre. Der Ätherleib ist dann nicht mehr so stark mit dem physischen Leib verbunden. Dadurch verändert sich auch die Verbindung zwischen Astralleib und Ätherleib. Der Astralleib kann dann mehr erleben, was im Ätherleib «drinsteckt». So können die ätherischen Strömungen erlebbar und zu einem «Gefühls- und Willenswerkzeug» werden. Mit dieser ordnenden Wirkung auf das leibliche, seelisch-geistige Gefüge wird auf achtsame Weise auch die Leibempfindung im Umgang mit Nervosität und Ängsten unterstützt.

Hinweis

Für das Erleben der verschiedenen Qualitäten der sechs Nebenübungen ist das eurythmische Üben sehr hilfreich.[33]
Ein ausführliches Dossier dazu findet sich auch hier auf der Website www.achtsamwerden.ch unter der «Folge 3».

Formen der Angst nach Rudolf Steiner

Interessant ist, dass die neuzeitlichen Angsterscheinungen erst seit dem 19. Jahrhundert beschrieben werden, hingegen sind die anderen psychischen Erkrankungen wie Depression, Manie oder Demenz schon mindestens seit dem Altertum bekannt. Könnte die späte Erscheinung der verschiedenen Ängste und Nervositätsformen Ausdruck dafür sein, dass sie mit den seelisch-geistigen Veränderungen zusammenhängen, die Rudolf Steiner innerhalb der Menschheitsentwicklung als den «Sturz der Geister der Finsternis» und die «Lockerung des Ätherleibes vom physischen Leib» beschrieben hat (Seiten 5–9)?

Auf dem Weg zur individuellen Freiheit und auf dem Weg zum Geistigen gerät der Mensch in Auseinandersetzung mit zunächst hindernden Wesen, die der seelisch-geistigen Welt angehören (Seiten 11–14). Durch diese Begegnungen an den Grenzen der Seele können sich vielfältige Erscheinungen der Ängste ausbilden. Für die spirituelle Betrachtung der Angstphänomene ist es notwendig, dieses Wirken der geistigen Wesen mit einzubeziehen.

Heilsame Aufgabe der Ängste

Bei unbefangener Beobachtung lässt sich feststellen, dass die alltäglichen Handlungen der heutigen Menschen immer mehr von aussen durch Sachzwänge bestimmt sind und häufig nicht ihren Empfindungen und inneren Überzeugungen entsprechen. Erst durch Gewinnung der eigenen Freiheit und des Mitleids beziehungsweise der Liebe in Denken, Fühlen und Wollen kann dies überwunden werden.

Hier zeigt sich die Bedeutung der verschiedenen Ängste, die in diesem Prozess fördernd wirken können, indem sie aufzeigen, dass die Orientierung an den rein äusseren Gegebenheiten des Lebens keine wahre Grundlage für die Lebensgestaltung bietet. Der Widerstand, den die Ängste gegenüber diesen Äusserlichkeiten leisten, stellt unsere Einstellungen im tieferen Sinne in Frage und bietet eine Chance, die Illusionen und falschen Vorstellungen über das eigene Leben zu durchschauen. Man kann sogar soweit gehen und sagen, dass die Ängste eine heilsame Aufgabe haben und helfen können, diese Illusionen zu überwinden.

Im Zusammenhang mit den falschen Vorstellungen sprach Rudolf Steiner davon, dass das «normale Denken» ein «Irrlichtelieren»[34] sei. Dieses Wort verweist auf «Irrlichtern», also verwirrende Gedankenwesen, die in die Irre führen, wie sie schon Goethe in seinem «Märchen von der grünen

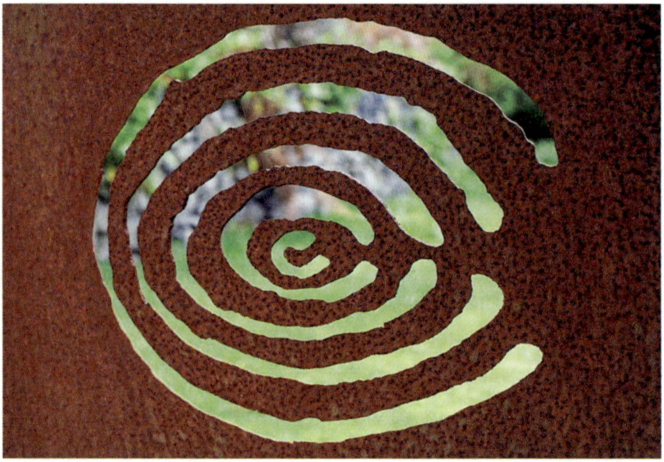

Schlange und der schönen Lilie» bildhaft beschrieben hat. In diesem Wort steckt wohl auch der berndeutsche Ausdruck «Liiren», der ein nicht endendes Gedankendrehen bedeutet. Gerade dieses Verwickeltsein in verwirrende Gedanken und das Gedankendrehen sind typische Ausprägungen der heutigen Angstformen.

In der heutigen Wissenschaft werden die spirituellen Bezüge der psychischen Erkrankungen nicht akzeptiert und in die «vorwissenschaftliche Ecke» geschoben. Doch es ist eine Tatsache, dass sich die psychiatrische und psychologische Wissenschaft schwertut, die psychischen Leiden dauerhaft klar zu erfassen. So gelten Diagnosen und Definitionen, für die es viele akademische Untersuchungen braucht, nur für einen Zeitraum von etwa zehn Jahren. Bereits nach Abschluss einer neuen Klassifikation der psychischen Störungen gehen die beteiligten Wissenschaftler davon aus, dass die nächste Revision vorbereitet werden sollte.

Hier erweisen sich die geisteswissenschaftlichen Beleuchtungen Rudolf Steiners zum Thema Ängste[35] als wichtige Ergänzungen und Klärungshilfen. Das Besondere dabei ist, dass Steiner nicht nur seelisch-geistige Bezüge, sondern vielfach auch seelisch-leibliche Bezüge aufzeigt, die in der heutigen Wissenschaft weitgehend in Vergessenheit geraten sind oder schlicht übergangen werden.

Angstphänomene

In Bezug auf die Seelenkräfte zeigen sich die Ängste in zwei Konfigurationen: in der verstärkten Assoziation als neurotisches «Ineinanderpurzeln» und bei der Lockerung als Dissoziation. Auch die Lockerung der Wesensglieder, des ätherischen Leibes vom physischen Leib und des Astralleibes vom ätherischen Leib sowie des Ich vom Seelenleib, spielt als Grundlage der Angsterscheinungen eine wichtige Rolle.

Die Angstphänomene, die Rudolf Steiner schildert und die er begrifflich recht einheitlich bezeichnet, sind Schreck, Scham, Zweifel, Hyperskeptizismus, Agoraphobie (zwanghafte, von Schwindel- oder Schwächegefühl begleitete Platzangst, allein über freie Plätze oder Strassen zu gehen), Klaustrophobie (krankhafte Angst vor Aufenthalt in geschlossenen Räumen) und Astraphobie (Angst vor Blitz und Donner) sowie Sorge, Panik und schreckvollste Verwirrung. Diese Zustände lassen sich als Polaritäten verstehen, wobei sich Schreck und Scham, Zweifel und Agoraphobie sowie Panik und schreckvollste Verwirrung gegenüberstehen.

Vom physiologischen Gesichtspunkt aus sind die Reaktionen von Schreck und Scham im Blutkreislauf situiert. Beim Schreck strömt das Blut nach innen und zeigt sich äusserlich als Blässe, während bei der Scham das Gegenteil geschieht: Hier drängt das Blut an die Körperoberfläche und verursacht ein Erröten der Haut. Scham wie auch Furcht und Angst sind seelische Prozesse im Blut, die sich unmittelbar körperlich ausdrücken. Auf der einen Seite führt die Angst zu einer «Zentralisierung» im Menschen, also zu einem Zusammenziehen, zum Erblassen und auf der anderen Seite die Scham zu einem Ausdehnen des Blutes in die Peripherie, das heisst in die Haut, wo sie als Errötung sichtbar wird. Steiner präzisiert weiter, dass hier das Ich in die Leiblichkeit hereinwirkt und es sich um ein Hineinwirken des Geistigen ins Materielle handelt.

Es zeigt sich, dass die physiologische Grundlage dabei immer der «Blutmensch» ist, der mit dem «Anstossen» an der Vergangenheit im Inneren, im Seelischen verborgen bleibt. Dort wird das Denken, Fühlen und Wollen vom Schamgefühl berührt. In der Begegnung mit der unerwarteten oder befürchteten Zukunft in der Sinneswelt reissen die drei Seelenglieder Denken, Fühlen und Wollen auseinander, wenn sie mit Schreck oder Furcht konfrontiert werden. Dabei besteht eine Verbindung der Scham zu den luziferischen und bei Schreck und Furcht zu den ahrimanischen Wesenheiten.

Der Zweifel tritt in einer anderen Dimension auf als die Ängste der Furcht und Scham; er geht mit einer Störung der Atmung einher. Die dabei wirksame Wesenheit ist Luzifer. Seine Tätigkeit kann im Schlaf als Albtraum in Erscheinung treten.

Neben dem Zweifel kann nach Steiner noch ein weiteres Gefühl an der Grenze zur geistigen Welt auftreten: die schreckvollste Verwirrung als eine «ungeheure Steigerung des Angst- und Furchtgefühls». Sie tritt nicht wie der Zweifel im inneren Erlebnis oder sogar im Traumbewusstsein auf, das auf die Vergangenheit gerichtet ist, sondern in der Begegnung mit der äusseren Welt, an den äusseren Naturvorgängen. Es kommt hier zu einem Anstossen an die Sinneswelt mit ahrimanischen Bewusstseinswirkungen, die aus der Zukunft hereinscheinen. Es findet hier eine Ausatmungstendenz statt, die an keine Grenzen stösst. Sie ist ein Gegenpol zur Atmungsunterdrückung des Albdrucks beim Zweifel. Es lässt sich also wiederum eine Polarität ausmachen zwischen einer Atemstockung beim Zweifel und dem Sich-Verlieren im Atmen bei der schreckvollsten Verwirrung.

Weiter spricht Steiner von Hyperskeptizismus (eine pathologische Grübel- und Zweifelsucht), Klaustrophobie, Astraphobie und Agoraphobie. Nach heutigen Begriffen handelt es sich um Gedanken-Zwangserkrankungen. Die von Steiner verwendeten Begriffe Klaustrophobie und Astraphobie sind heute in der wissenschaftlichen Nomenklatur der Psychologie nicht mehr gebräuchlich. Steiner schildert den pathologischen Skeptizismus als unbewusste Inspiration aus der übersinnlichen Bewusstseinssphäre. Da diese Wahrnehmungen unbewusst erfolgen, drücken sie sich in Krankheitszuständen aus. Wie der Hyperskeptizismus als unbewusste Inspiration aufgefasst werden kann, stehen die polaren Phänomene Klaustrophobie, Astraphobie und Agoraphobie in Verbindung zur Imagination. Bei dem damit bezeichneten Phänomen handelt es sich um eine unbegründete Furcht, bestimmte Orte oder Situationen aufzusuchen, sodass diese gemieden oder nur mit Angsterleben aufgesucht werden können. Der Hyperskeptizismus entsteht an der «inneren Grenze der Seele», die Steiner entsprechend der dort vorherrschenden luziferischen Wirkungen «Materiegrenze» nennt, während Klaustrophobie, Astraphobie und Agoraphobie an der Grenze zur Sinneswelt angesiedelt sind, an der «Bewusstseinsgrenze», wo die ahrimanischen Wesen ihre Wirkungen ausüben.

Diese Erkrankungen können nach Rudolf Steiner durch die Übungen der Inspiration und Imagination wie sie in seinen Werken «Wie erlangt man Erkenntnisse der höheren Welten?» und «Die Geheimwissenschaft im Umriss» geschildert werden, geheilt werden.

Zu den Angststörungen gehört auch die Panik, die meist dann auftritt, wenn das Ich sich in einer Ruhestimmung vom Leib gelöst hat und die Kräfte seines «Elementarleibes» nicht mehr zusammenhalten kann. Die als Panikattacke bezeichnete Reaktion entwickelt sich schleichend, wobei die Betroffenen nicht genau angeben können, wann es begonnen hat. Geisteswissenschaftlich kann man es auch so beschreiben, dass der Mensch ohne Bewusstsein in die elementar-geistige Atmosphäre des Leibes tritt, was sich zum Beispiel in zusätzlichen Entfremdungsgefühlen zeigen kann. Der von Panik Betroffene steigt also ohne sein Ich-Bewusstsein in den Leib. Diese Störung ist durch das Wirken Luzifers bedingt, das am Materiepol des Menschen ansetzt. Sie kann ebenfalls als eine unbewusste Inspiration verstanden werden. Bei der Agoraphobie, die durch ahrimanisches Wirken an der «Bewusstseinsgrenze» verursacht ist, handelt es sich dagegen um eine unbewusste Imagination.

Bei der Sorge handelt es sich nicht um eine bestimmte, situationsorientierte, sondern um eine «frei flottierende Angsterscheinung», so Steiner. Es treten dabei nervöse Schwächen wie Zittern oder Verkrampfungen auf, häufig auch eine mürrische Verstimmung mit existenziellen pathologischen Ängsten bis hin zu unbegründeter Todesangst. Bei Steiner findet sich diesbezüglich der Hinweis auf die Furcht vor dem «aktiven Denken». Diese Grundtendenz des passiven Denkens, des unklaren Durchdenkens einer Situation, des nicht die wirklichen, sondern nur die oberflächlichen Zusammenhänge Sehen-Wollens hält den Menschen davon ab, über sich hinauszukommen. Gerade hier gilt jedoch, so Steiner, dass man sich von seinen engsten Interessen loslöst. Die weitverbreitete Haltung eines passiven, sich festklammernden Denkens ist aber die Grundlage für das Aufgehen in den Alltagssorgen und das verstärkte Mitempfinden des eigenen Leibes als wesentliche Erscheinung neurotischer Ängste.

Zentral für das Eintreten schreckvollster Verwirrung ist eine momentane Überforderung und Hilflosigkeit, auf eine völlig unerwartet eintretende Situation adäquat zu reagieren. Die direkte Folge davon ist die Verwirrung, sodass der Zusammenhang der Geschehnisse nicht mehr gefunden werden kann. Denn durch die schreckvollste Verwirrung wird ein seelisch-leiblicher Zustand provoziert, in dem die Wesensglieder nicht mehr sinnvoll zusammenwirken. Die physiologische Reaktion ist eine über schreckhaftes Erblassen hinausgehende Erstarrung, die heute auch als «Freezing» bezeichnet wird. Wenn der Reaktionszustand nicht abklingt oder sich bei immer wiederkehrenden Erinnerungen aufdrängt und neuerlich schreckvollste Verwirrung auslöst, hat man es mit einer sogenannten Traumfolgestörung zu tun oder einer, wie es heute in der psychiatrischen Nomenklatur heisst, «akuten» oder «posttraumatischen Stress- beziehungsweise Belastungsstörung».

In diesem Zusammenhang beschreibt Steiner das Phänomen der stressbedingten Dissoziation der Wesensglieder, der Trennung von Leib und Seele, wie es heute auch in der Psychologie beschrieben wird. Eines der wesentlichen Phänomene bei der Dissoziation ist das plötzliche Ins-Bewusstsein-Treten von Erinnerungen, das auch als «Flashback» bezeichnet wird. Beim normalen Erinnerungsvorgang greift das Ich auf die Vorstellungen, die es unbewusst im Ätherleib bis zur Grenze des physischen Leibes gebildet hat, zurück und bringt sie wieder ins Bewusstsein. Das zeitweilige Vergessen ist hier ein aktiver Vorgang, der die Seele bereit macht, neue Erlebnisse aufzunehmen; im Falle der Dissoziation tritt an seine Stelle ein Nicht-vergessen-Können.

Besonders auf dem Hintergrund der im Laufe der Menschheitsentwicklung stattfindenden konstitutionellen Veränderungen wird verständlich, dass die Bereitschaft zur Ausbildung von Traumafolgestörungen durch die Tendenz zur Dissoziation der Seelen- und Wesensglieder immer grösser wird. Bei sensiblen Menschen kann schon das Erfahren über und das Miterleben von Traumata bei nahen Bezugspersonen zu einer akuten oder posttraumatischen Stressreaktion führen. Dies ist bereits im Mutterleib möglich, wenn zum Beispiel einer der Zwillinge unbewusst miterlebt, wie der andere stirbt.

Angesichts des Fortschreitens dieser menschheitsgeschichtlichen konstitutionellen Veränderungen ist zu erwarten, dass der Dissoziationszustand zu einer Grundveranlagung wird und es nur dann ein gesundes Seelenleben geben wird, wenn der Mensch bewusst einen Übungsweg antritt, um durch seine Ichwirksamkeit die anderen Wesensglieder zu stärken.

Anthroposophische Übungen und Achtsamkeitstherapien im Umgang mit Ängsten

Übungsweg nach Rudolf Steiner

Im Umgang mit den verschiedenen Formen von Nervosität und Ängsten, die laut Steiner als Grenzerlebnisse der Seele aufgefasst werden können, bietet der geisteswissenschaftliche Übungs- und Schulungsweg eine Form der Salutogenese. Ausgehend von der Erkraftung des Denkens, Fühlens und Wollens in der Arbeit mit der «Philosophie der Freiheit», mit Hilfe der Übungen zur Entwicklung des Kehlkopf- und Herzchakra aus «Wie erlangt man Erkenntnisse der höheren Welten?» und aus «Die Geheimwissenschaft im Umriss» führt er bis zur Entwicklung der übersinnlichen Erkenntnisstufen.

Rudolf Steiners Hinweise können den Seelen- oder Astralleib vom Ich aus ordnen und eine Grundlage dafür bieten, zunächst das übersinnliche Wahrnehmen in der Imagination, des bildhaften Erfahrens, und der Inspiration, des Erfahrens eines «inneren Wortes» aus dem Geistigen, sicher zu gestalten.

Die anfänglichen praktischen Erfahrungen mit den Berner Gruppenkursen im Johannes-Zweig der anthroposophischen Gesellschaft und in meiner Praxis bestätigen, dass damit im Umgang mit Ängsten sowie auch mit Nervositäten und depressiven Verstimmungen, nicht nur störende Gedankenerlebnisse (wie mit den buddhistischen Methoden) überwunden, sondern auch neue innere Betrachtungsweisen (Haltungen gegenüber der Wahrnehmung der Welt) und Handlungsimpulse für den Alltag aufgegriffen werden können. Diesen Ansätzen von Steiner gemeinsam ist der Bezug zum Leib, der der Psychologie und Psychotherapie weitgehend fehlte. Die Beschreibungen können sicher nur Hinweise auf die Möglichkeiten der aufgezeigten Schulung geben, wobei erst das eigene Tun, wie es bei jedem Übungsweg der Fall ist, eine konkrete Bestätigung geben kann.

Hinweis

Neben den ausgearbeiteten Übungsprogrammen finden sich einzelne Artikel zu den angeführten Themen unter www.bewegteworte.ch. Die eurythmischen Elemente werden auf Theodor Hundhammers Website www.euythmie4you.com noch erweitert.

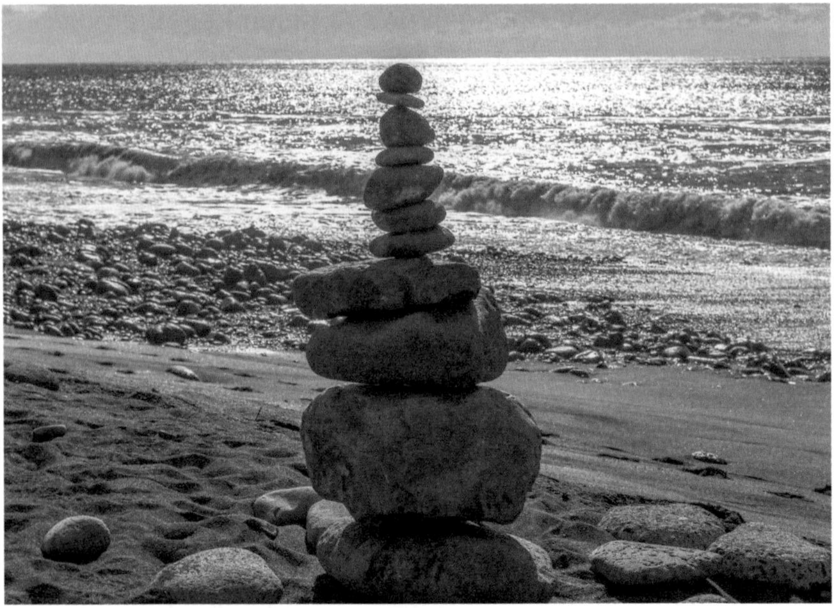

Da es erfahrungsgemäss für den Einzelnen schwierig ist, sich aus den Schriften Rudolf Steiners alleine einen Übungsweg zu erarbeiten, ist es empfehlenswert, auf dem Schulungsweg erfahrenere Menschen zu kontaktieren und deren Angebote kennenzulernen. Dass es dazu auch Gruppenangebote gibt, ist relativ neu; hier hat sich im letzten Jahrzehnt einiges getan.

Achtsamkeitsbasierte buddhistische und imaginative Methoden

In der Psychotherapie wurden achtsamkeitsorientierte Konzepte entwickelt, die für die Einzeltherapie geeignet sind und vom Ansatz her gewisse Übereinstimmungen mit Rudolf Steiners Hinweisen zu den Ängsten aufweisen. Hier ist insbesondere die «Akzeptanz- und Commitment-Therapie» (ACT)[36] und die «Psychodynamisch-imaginative Traumatherapie»[37] nach Luise Reddemann zu nennen. ACT setzt ihren Fokus darauf, die eigene Akzeptanz und Achtsamkeit zu fördern sowie Strategien zur Verhaltensänderung und zum engagierten Handeln einzusetzen. Dadurch soll die psychologische Flexibilität der Ratsuchenden erhöht werden. Psychologische Flexibilität bedeutet, den jetzigen Moment bewusst wahrzunehmen und, auch in schwierigen Situationen, den eigenen Werten entsprechend handeln zu können.

«Psychodynamisch-imaginative Traumatherapie» (PITT) ist eine tiefenpsychologisch-psychodynamische Kurzzeitpsychotherapie. Sie wird insbesondere in der Arbeit mit Traumapatienten im stationären Rahmen eingesetzt. Die PITT setzt verstärkt bei den Ressourcen der Patienten an, wobei sie die gesteuerte Spaltung (Dissoziation) als therapeutisches Instrument nutzt.

Es gibt auch einige Gruppentherapieformen auf der Basis der buddhistischen Achtsamkeitspraxis. Im Gegensatz zum Übungsweg Rudolf Steiners wollen die Achtsamkeitstherapien bewusst keine spirituellen Dimensionen ansprechen, sondern wollen ohne den buddhistischen Hintergrund als Mittel zur Gesundheitsverbesserung und zum Wohlbefinden aufgenommen werden.

Als buddhistisch geprägter Therapieansatz wurde die auf Achtsamkeitspraxis beruhende Gruppentherapie zur Stressbewältigung (Mindfulness-Based Stress Reduction, MBSR) des amerikanischen Psychologen Jon Kabat-Zinn[38] bekannt, der Übungen des vietnamesischen spirituellen Lehrers Thich Nath Hanh aufgriff, die im psychologischen Bereich verbreitet angewendet werden. Dieses Achtsamkeitsprogramms beruht auf mehreren Elementen, wie zum Beispiel dem «Body Scan», einer nicht beurteilenden und bewertenden Wahrnehmung der verschiedener Teile des eigenen Körpers vom Fuss bis zum Kopf, das achtsame Schmecken einer Rosine oder das Beobachten der eigenen Bewegungen und des Atems (Atempause) in stressigen Situationen, sowie aus verschiedenen Grundübungen des Yoga. Ziel ist es dabei, sich vor allem von aufdrängenden Gedankeninhalten lösen zu können und sich bewusstseinsmässig in die Gegenwart zu versetzen.

Hinweis

Als Selbsthilfebuch zur Vorbeugung und Behandlung von Depressionen ist von Mark Williams, John Teasdale, Zindel Segal und Jon Kabat-Zinn «Der achtsame Weg durch die Depression» mit zwei Übungs-CDs in Deutsch erschienen. Die Zeitschrift «Pro Mente Sana Aktuell – Informationen aus der Psychiatrieszene Schweiz» mit dem Themenschwerpunkt «Achtsamkeit und Recovery» in der Ausgabe Nr. 4/2017 enthält weitere hilfreiche Informationen zu regionalen Angeboten für achtsamkeitsorientierte Therapien in der Schweiz (zu beziehen über www.promentesana.ch).

Anmerkungen

[1] Siehe Vortrag von Gregor Hasler, Psychiater an der Universitätsklinik für Psychiatrie und Psychotherapie Bern, am Jahressymposium für Psychiater und Psychotherapeuten «Psyche und Gehirn» in Bern 2015.

[2] Siehe Martina Leibovici-Mühlberger: *Die Burnout-Lüge*, Wien 2013.

[3] Siehe Vortrag von Dominique de Quervain auf dem Mental Health Forum 2017 in Bern.

[4] Rudolf Steiner: *Individuelle Geistwesen und ihr Wirken in der Seele des Menschen* (GA 178), S. 218 ff.

[5] Rudolf Steiner: *Grenzerlebnisse der Seele*, S. 15–31.

[6] Ebd., S. 57–67.

[7] Rudolf Steiner: *Das Lukas-Evangelium* (GA 114), Vortrag vom 24. September 1909.

[8] Rudolf Steiner: *Vergangenheits- und Zukunftsimpulse im sozialen Geschehen* (GA 190), Vortrag vom 5. April 1919.

[9] Steffen Hartmann: «Die Komposition des wohltemperierten Klaviers von Johann Sebastian Bach und der Tierkreis», in: Ders.: *Vom Schicksal der Töne in unserer Zeit. Musikalische Betrachtungen zur Anthroposophie*, Hamburg 2018.

[10] Rudolf Steiner: *Die Chakren. Sinnesorgane der Seele*. Herausgegeben, ausgewählt und kommentiert von Andreas Neider, Basel 2015.

[11] C. G. Jung, zitiert nach Georg Parlow: *Zart besaitet*, Wien 2003.

[12] Eliane N. Aron: *Sind Sie hochsensibel?*, München 2007.

[13] Siehe: Rudolf Steiner: *Vorstufen zum Mysterium von Golgatha* (GA 152); Rudolf Steiner: *Das Ereignis der Christus-Erscheinung in der ätherischen Welt* (GA 118).

[14] Thomas Stöckli (Hrsg.): *Wege zur Christuserfahrung*, Dornach 1991.

[15] Rudolf Steiner: *Gegensätze in der Weltentwicklung* (GA 197), Vortrag vom 14. November 1920.

[16] Peter Sloterdijk: *Du musst dein Leben ändern*, Frankfurt a. M. 2009.

[17] Rudolf Steiner: *Gegensätze in der Menschheitsentwicklung* (GA 197), Vortrag vom 14. November 1920.

[18] Desmond Morris: *Der nackte Affe*, München, Zürich 1995.

[19] Rudolf Steiner: *Die Kernpunkte der Sozialen Frage* (GA 23).

[20] Rudolf Steiner: *Die neue Geistigkeit und das Christus-Erlebnis des zwanzigsten Jahrhunderts* (GA 200), Vortrag vom 31. Oktober 1920.

[21] Rudolf Steiner: *Die Welt der Sinne und die Welt des Geistes* (GA 134), Vorträge vom 27. und 28. Dezember 1911.

[22] Rudolf Steiner: *Sich selbst erziehen*, Basel 2012.

[23] Ebd.

[24] Jürgen Bengel (Hrsg.): *Was erhält Menschen gesund? Antonovskys Modell der Salutogenese – Diskussionsstand und Stellenwert*, Köln 2001.

[25] Rudolf Steiner: *Geistige und soziale Wandlungen in der Menschheitsentwicklung* (GA 196).

[26] Anne Heintze: *Ich spüre was, was du nicht spürst*, München 2017.

[27] Rudolf Steiner: *Nervosität und Ichheit*, Dornach 2009.

[28] Rudolf Steiner: *Geistige und soziale Wandlungen in der Menschheitsentwicklung* (GA 196), Vorträge vom 13. und 14. Februar 1920.

[29] Rudolf Steiner: *Sich selbst erziehen*, Basel 2012.

[30] Sie wurden von ihm auch in Stunden für seinen engeren (esoterischen) Schülerkreis besprochen, siehe Rudolf Steiner: *Aus den Inhalten der esoterischen Stunden* (GA 266/2).

[31] Rudolf Steiner: *Seelenübungen I* (GA 267)

[32] Ebd.

[33] Siehe Beschreibung der eurythmischen Übungen von «Ich denke die Rede» mit den sechs Nebenübungen, in: Florin Lowndes: *Die Belebung des Herzchakra*, Stuttgart 2000.

[34] Rudolf Steiner: *Die Stufen der höheren Erkenntnis* (GA 12), S. 30 und Rudolf Steiner: *Die Geheimwissenschaft im Umriss* (GA 13), S. 330.

[35] Eine detaillierte Ausarbeitung zu den Textquellen Rudolf Steiners, sowie einer Gegenüberstellung seiner Beschreibungen zu den heutigen Krankheitsbegriffen der Psychiatrie findet sich im Buch: Rudolf Steiner: *Grenzerlebnisse der Seele. Schreck Scham, Zweifel und schreckvollste Verwirrung*. Dornach 2016, Vortrag vom 2. Oktober 1920, vormittags, auch: Rudolf Steiner: *Grenzen der Naturerkenntnis* (GA 322).

[36] John P. Forsyth, Georg H. Eifert: *Mit Ängsten und Sorgen erfolgreich umgehen*, Göttingen 2010.

[37] Luise Reddemann, Cornelia Dehner-Rau: *Trauma heilen. Heilsame Wege gegen Ohnmacht und Angst*, Stuttgart 2012.

[38] Jon Kabat-Zinn: *Gesund durch Meditation. Die Übung der Achtsamkeit*, Berlin 2013.

Weiterführende Literatur

Aaron, Eliane N.: *Hochsensible Menschen in der Psychotherapie*, Paderborn 2014.

Aaron, Eliane N.: *Sind Sie hochsensibel? Wie Sie Ihre Empfindsamkeit erkennen, verstehen und nutzen*, München 2007.

Antonovsky, Aaron: *Health, stress, and coping. New perspectives on mental and physical well-being*, San Francisco 1979.

Antonovsky, Aaron: *Unraveling the mystery of health. How people manage stress and stay well*, San Francisco 1987. Deutsch: *Salutogenese. Zur Entmystifizierung der Gesundheit*, Tübingen 1997.

Bengel, Jürgen (Hrsg.): *Was erhält Menschen gesund? Antonovskys Modell der Salutogenese – Diskussionsstand und Stellenwert*. Eine Expertise von Jürgen Bengel, Regine Strittmacher, Hildegard Willman im Auftrag der Bundeszentrale für gesundheitliche Aufklärung, Köln 2001. Verfügbar unter http://www.bzga.de/botmed_60606000.html.

Bischof, Marco: *Salutogenese. Unterwegs zur Gesundheit. Neue Gesundheitskonzepte und die Entfaltung einer Integrativen Medizin*, Klein Jasedow 2010.

Forsysth, John P.; Eifert, Georg H.: *Mit Ängsten und Sorgen erfolgreich umgehen. Ein Ratgeber für den achtsamen Weg in ein erfülltes Leben mit Hilfe von ACT*. Buch mit CD, Göttingen 2010.

Frankl, Viktor E.: *Der Mensch auf der Suche nach Sinn. Zur Rehumanisierung der Psychotherapie*, Freiburg i.Br. 1976.

Frankl, Viktor E.: *Der leidende Mensch. Anthropologische Grundlagen der Psychotherapie*, Bern 2005.

Glöckler, Michaela: Salutogenese. *Wo liegen die Quellen leiblicher, seelischer und geistiger Gesundheit?*, Bad Liebenzell 2007.

Heintze, Anne: *Ich spüre was, was du nicht spürst. Wie Hochsensible ihre Kraftquellen entdecken*, München, 4. Auflage 2017.

Kabat-Zinn, Jon: *Gesund durch Meditation. Die Übung der Achtsamkeit*, Buch und Hörbuch, Berlin 2013.

Leibovici-Mühlberger, Martina: *Die Burnout-Lüge. Volkskrankheit oder Geschäftsmodell?*, Wien 2013.

Lowndes, Florin: *Die Belebung des Herzchakra. Ein Leitfaden zu den Nebenübungen Rudolf Steiners*, 3. Auflage, Stuttgart 2000.

Parlow, Georg: *Zart besaitet. Selbstverständnis, Selbstachtung und Selbsthilfe für hochsensible Menschen*, 4. Auflage, Wien 2003.

Reddemann, Luise; Dehner-Rau, Cornelia: *Trauma heilen. Heilsame Wege gegen Ohnmacht und Angst*, 4. Auflage, Stuttgart 2012.

Segal, Zindel V.; Williams, Mark G.: *Die Achtsamkeitsbasierte Kognitive Therapie der Depression. Ein neuer Ansatz zur Rückfallprävention*, 2. Auflage, Tübingen 2015.

Sloderdijk, Peter: *Du musst dein Leben ändern*, Frankfurt 2009.

Steiner, Rudolf: *Andacht und Achtsamkeit. Stufen des Wahrnehmens*. Herausgegeben, ausgewählt und kommentiert von Andreas Neider, Basel 2014.

Steiner, Rudolf: *Aus den Inhalten der esoterischen Stunden* (GA 266/2), Dornach 1996.

Steiner, Rudolf: *Die Chakren. Sinnesorgane der Seele*. Herausgegeben, ausgewählt und kommentiert von Andreas Neider, Basel 2015.

Steiner, Rudolf: *Das Ergebnis der Christus-Erscheinung in der ätherischen Welt* (GA 118), 4. Auflage, Dornach 2011.

Steiner, Rudolf: *Erfahrungen des Übersinnlichen. Die drei Wege der Seele zu Christus* (GA 143), 4. Auflage, Dornach 1994.

Steiner, Rudolf: *Gegensätze in der Menschheitsentwicklung. West und Ost – Materialismus und Mystik – Wissen und Glauben* (GA 197), 3. Auflage, Dornach 1996.

Steiner, Rudolf: *Die Geheimwissenschaft im Umriss* (GA 13), 31. Auflage, Dornach 2013.

Steiner, Rudolf: *Geistige und soziale Wandlungen in der Menschheitsentwicklung* (GA 196), Dornach, 2. Auflage 1992.

Steiner, Rudolf: *Grenzerlebnisse der Seele. Schreck, Scham, Zweifel und schreckvollste Verwirrung*. Eingeleitet und kommentiert von Harald Haas, Basel 2016.

Steiner, Rudolf: *Individuelle Geistwesen und ihr Wirken in der Seele des Menschen* (GA 178), 5. Auflage, Dornach 2015.

Steiner, Rudolf: *Die Kernpunkte der Sozialen Frage in den Lebensnotwendigkeiten der Gegenwart und Zukunft* (GA 23), 6. Auflage, Dornach 1976.

Steiner, Rudolf: *Das Lukas-Evangelium* (GA 114), 9. Auflage, Dornach 2001.

Steiner, Rudolf: *Nervosität und Ichheit. Stressbewältigung von Innen*. Eingeleitet von Frank Meyer, Dornach 2009.

Steiner, Rudolf: *Die neue Geistigkeit und das Christus-Erlebnis des zwanzigsten Jahrhunderts* (GA 200), 2. Auflage, Dornach 1970.

Steiner, Rudolf: *Philosophie der Freiheit. Grundzüge einer modernen Weltanschauung* (GA 4), 16. Auflage, Dornach 1995.

Steiner, Rudolf: *Seelenübungen I* (GA 267), 2. Auflage, Dornach 2001.

Steiner, Rudolf: *Seelenwissenschaft. Anthroposophie als Grundlage der Psychotherapie*. Eingeleitet und kommentiert von Harald Haas, Dornach 2018.

Steiner, Rudolf: *Sich selbst erziehen. Das Geheimnis der Gesundheit*. Herausgegeb en und eingeleitet von Harald Haas, Basel 2012.

Steiner, Rudolf: *Soziales Verständnis aus geisteswissenschaftlicher Erkenntnis* (GA 191), 3. Auflage, Dornach 1989.

Steiner, Rudolf: *Die Stufen der höheren Erkenntnis* (GA 12), Dornach 1993.

Steiner, Rudolf: *Theosophie. Einführung in die übersinnliche Welterkenntnis und Menschenbestimmung* (GA 9), 33. Auflage, Dornach 2013.

Rudolf Steiner: *Vergangenheits- und Zukunftsimpulse im sozialen Geschehen. Die geistigen Hintergründe der sozialen Frage,* Band II (GA 190).

Steiner, Rudolf: *Von Jesus zu Christus* (GA 131), 7. Auflage, Dornach 1988.

Steiner, Rudolf: *Vorstufen zum Mysterium von Golgatha* (GA 152), 3. Auflage, Dornach 1990.

Steiner, Rudolf: *Die Welt der Sinne und die Welt des Geistes* (GA 134), Dornach 1990.

Steiner, Rudolf: *Wie erlangt man Erkenntnisse der höheren Welten?* (GA 10), 24. Auflage, Dornach 1993.

Steiner, Rudolf: *Zeitgeschichtliche Betrachtungen. Das Karma der Unwahrhaftigkeit* (GA 173b), 2. Auflage, Dornach 2014.

Stöckli, Thomas: *Wege zur Christuserfahrung,* Dornach 1991.

Williams, Mark; Teasdale, John; Segal, Zindel; Kabat-Zinn, Jon: *Der achtsame Weg durch die Depression.* Buch mit 2 CDs, Freiburg 2009.

Zimmermann, Heinz; Schmidt, Robin: *Meditation. Eine Einführung in die anthroposophische Meditationspraxis*, 2. Auflage, Dornach 2015.

Abbildungsnachweis

Willi Doebeli: Titelbilder, S. 5, 9, 11, 21, 33

Charlotte Fischer: S. 36, 42

Harald Haas: S. 24/25

Rudolf Steiner Verlag: S. 18 (Kolorierung von Harald Haas)

Bestellung:

Nummer	Anzahl	Titel	CHF
222		Partnerschaft und Streitkultur	7.–
223		Menschenwürde am Lebensende	7.–
224		Tore zu Welt und Seele – Die 12 Sinne	7.–
226		Natürliche Selbsthilfe – Heilmittel für Ihre Hausapotheke	10.–
227		Heilmittel und ihre Bedeutung für den Menschen	10.–
228		Allergien – Körpergrenzen in Gefahr	10.–
229		Wachkoma, Hirntod und Organtransplantation	10.–
230		Geplante Geburt – organisierter Tod	10.–
231		Was Krebszellen nicht mögen	10.–
232		Das Herz im Mittelpunkt	10.–
233		Wege der europäischen Medizin	10.–
234		Die Kraft der Mistel – 100 Jahre Misteltherapie bei Krebs	10.–
235		Weisheit, Würde und Demenz	10.–
236		Tankstelle Nacht – Schlaf und Schlaflosigkeit	10.–
237		Nervosität und Angst	10.–
399		Patientenverfügung mit Vorsorgevollmacht	5.–

Die Lieferung erfolgt mit Rechnung zuzüglich Versandkosten. Preisänderungen vorbehalten.
Bitte Absender auf der Rückseite nicht vergessen!

- Ich möchte Einzelmitglied bei anthrosana werden.
  (Jahresbeitrag mindestens CHF 40.–)

- Wir möchten Familienmitglied bei anthrosana werden.
  (Jahresbeitrag mindestens CHF 50.–)

- Ich interessiere mich für eine Mitgliedschaft.
  Bitte senden Sie mir Informationen und den anthrosana-Prospekt.

- Ich möchte die anthrosana-Publikationen regelmässig erhalten.
  Bitte senden Sie mir die Publikationen zum Preis von CHF 12.– (inkl. Versand).

- Ich möchte die Aktivitäten von anthrosana mit einer Spende unterstützen.
  Bitte senden Sie mir ____ Einzahlungsschein/e.

Bitte Zutreffendes ankreuzen und Absender auf der Rückseite nicht vergessen!

Name

Vorname

Strasse

PLZ, Ort

E-Mail

Datum

Bitte frankieren

anthrosana
Postfach 128
4144 Arlesheim

Name

Vorname

Strasse

PLZ, Ort

E-Mail

Datum

Bitte frankieren

anthrosana
Postfach 128
4144 Arlesheim